Juliette Peyronnet

# DIE ZÄHNE,
# EIN SPIEGELBILD UNSERER SEELE

Juliette Peyronnet

# Die Zähne, ein Spiegelbild unserer Seele

## Energetische und psychosomatische Zusammenhänge entschlüsseln

**Mit einem Vorwort von Emmanuel Ransford**

Aus dem Französischen übersetzt
von Beatrix Manthey

VAK

VAK Verlags GmbH
Kirchzarten bei Freiburg

Titel der Originalausgabe: *Les dents, miroir de votre âme*
ISBN der Originalausgabe: 978-2-8132-2201-5


**Hinweise des Verlags**
Verlag und Übersetzerin haben sich um eine geschlechtergerechte Sprache bemüht. Dieses Buch dient der Information über Möglichkeiten der Gesundheitsvorsorge. Wer sie anwendet, tut dies in eigener Verantwortung. Autorin und Verlag beabsichtigen nicht, Diagnosen zu stellen oder Therapieempfehlungen zu geben. Die hier vorgestellten Vorgehensweisen sind nicht als Ersatz für professionelle Behandlung bei ernsthaften Beschwerden zu verstehen.

Bibliografische Information der Deutschen Nationalbibliothek
Die Deutsche Nationalbibliothek verzeichnet diese Publikation in der Deutschen Nationalbibliografie; detaillierte bibliografische Daten sind im Internet über http://dnb.d-nb.de abrufbar.

VAK Verlags GmbH
Eschbachstr. 5
79199 Kirchzarten
Deutschland
info@vakverlag.de
www.vakverlag.de

2. Auflage 2025

Übersetzung: Beatrix Manthey
Lektorat: Nadine Britsch
Layout: Richard Kiefer
Umschlag: Agentur Guter Punkt, München unter Verwendung eines Motivs von © asantosg / iStock / Getty Images Plus
Satz: Vollnhals Fotosatz, Neustadt a. d. Do.
Druck: mediaprint solutions GmbH, Paderborn
Printed in Germany
ISBN: 978-3-86731-259-2

# Inhaltsverzeichnis

## Kapitel 3 – DIE PSYCHGENEAOLOGISCHE EBENE



## Kapitel 4 – DIE SYMBOLISCHE EBENE

## Kapitel 6 – DIE 13 SCHLÜSSEL ZUM DECODIEREN DER ZÄHNE

*Die Welt ist nicht verschieden von uns – die Welt ist, was wir sind.*

*Jiddu Krishnamurti*

# Vorwort

## Von Emmanuel Ransford*

Dieses Buch beeindruckt durch einen enormen Faktenreichtum. Es betrachtet und erforscht die Welt der Zähne aus den verschiedensten Blickwinkeln.

Während einige Ansätze der traditionellen Zahnmedizin folgen, überraschen andere durch weniger klassische, vielleicht sogar eher spekulative Ansichten, die selbst kartesianische Gemüter verblüffen werden. Dr. Juliette Peyronnet bietet uns eine Fülle von Wissen, das sie durch ihre persönlichen Reflexionen ergänzt. Mutig wagt sie sich, ausgetretene Pfade zu verlassen, und sie lädt uns ein, andere Denkrichtungen einzuschlagen. Ich bin überzeugt, dass man nach der Lektüre ihres Buches Zähne nicht mehr auf dieselbe Weise betrachten kann!

Die Autorin, studierte Zahnärztin mit Weiterbildungen in verschiedenen Bereichen der Komplementärmedizin wie Naturheilkunde, Phytotherapie, Oligotherapie, Gemmotherapie, Aromatherapie u. a., skizziert in ihrem Buch Umrisse einer vielleicht erst im Entstehen begriffenen Zahnmedizin, die das menschliche Individuum in seiner Gesamtheit berücksichtigt. Sie geht dabei auf ganz

---

* Emmanuel Ransford ist Autor mehrerer Bücher, darunter *La Conscience quantique et l'Au-delà*, das die Auswirkungen der Quantenentdeckungen auf die Seele und das Leben nach dem Tod aufzeigt, sowie von *L'Univers quantique enfin expliqué*, das mit einfachen Worten erklärt, warum und inwiefern Elementarteilchen seltsam sind.

unterschiedliche Themen ein, darunter Karies, Zahnfleischentzündungen und Okklusionsprobleme, aber auch Tarot, Zahlensymbolik (Numerologie), Heilige Geometrie, hebräische Buchstaben und der kabbalistische Lebensbaum werden im Zusammenhang damit behandelt. Da meine eigenen Kenntnisse auf diesen Gebieten gegen Null gehen, verdienen sie hier keinerlei Erwähnung. Meine wissenschaftliche „Fehl-Bildung“ und die häufig daraus resultierenden Vorurteile haben dazu beigetragen, meine Unwissenheit aufrechtzuerhalten. Es besteht jedoch keinerlei Zweifel daran, dass dieses mitunter sehr alte esoterische Wissen seinen Wert und seinen Nutzen hat, wie übrigens alles, was das menschliche Denken und Wissen hervorgebracht hat – man müsste schon sehr arrogant sein, um das Gegenteil zu behaupten. Die Kreativität all dieses Wissens ist so breit gefächert und rechtfertigt damit, dass man sich dafür interessiert.

Die Quantenwelt ist in der Herangehensweise der Autorin sehr präsent; dadurch wurde meine Aufmerksamkeit geweckt. Man findet diesen Ansatz überall in ihrem Werk: in ihrem ganzheitlichen Verständnis des Menschen und seiner Zähne, beim Platz, den sie den Verbindungen, den Erinnerungen und den unsichtbaren Energien einräumt, die manchmal ohne unser Wissen wirken und jenem, was ohne Bedeutung zu sein scheint, einen Sinn verleihen. Wenn es gelingt, diesen verborgenen Sinn mit dem nötigen Feingefühl zu enthüllen und zu entschlüsseln, lassen sich Wunder bewirken. Dann lösen sich auf einmal unbewusste oder verdrängte Blockaden, festgefahrene Leiden verschwinden endlich, seit Langem existierende Problematiken treten in den Hintergrund und werden überwunden ...

Dr. Peyronnet bietet uns mit ihrem Buch genau eine solche, potenziell sehr heilsame Entschlüsselungsmöglichkeit. Als erfahrene Praktikerin zeigt sie uns auf, wie wir dieses Ziel erreichen können, wobei ihr die detaillierte Beobachtung des Gebisses als Grundlage dient. Einige der verwendeten Begriffe – wie Psychogenealogie und Zellgedächtnis – werden zum besseren Verständnis von ihr quantenmäßig beleuchtet, ebenso der Terminus des kollektiven Unbewussten des Psychoanalytikers Carl Gustav Jung. Diese Begriffe assoziieren Eigenschaften und das Verhalten von Elementarteilchen – ich denke da besonders an Quantensprünge und Quantenverschränkung. (In meinem Buch *La Conscience quantique et l'Au-delà** habe ich ganz ähnliche Ideen entwickelt und kann mich daher den Aussagen, die die Autorin mit uns teilt, nur anschließen.)

Diese letztgenannte Eigenschaft – die Verschränkung bzw. Verflechtung –, auch Nichtlokalität oder Nichttrennbarkeit genannt, ist ebenso besonders wie folgenreich. Sie knüpft im Universum unsichtbare Verbindungen, die die ganz erstaunliche Eigenschaft haben, völlig entfernungsunabhängig zu sein. Und diese wiederum erzeugen nachweislich Korrelationen zwischen den Teilchen.

Diese Verschränkung führt zur Entwicklung völlig neuartiger Theorien. Dazu gehören beispielsweise die Theorie der Supra-Information und die Theorie der subtilen Energie, die ich hier kurz definieren möchte:

Die Supra-Information ist eine neue Art von Information, die durch die Verschränkung entsteht. Sie ist unsichtbar und nicht ortsgebunden und erzeugt z. B. unsere Zellerinnerungen.

Subtile Energie entsteht aus genau dieser Information, wenn sie zum einen durch eine bestimmte Absicht geladen wird und zum anderen durch ein Resonanzphänomen eine starke Wirkung entfaltet. Es handelt sich zweifellos um diese Art von Energie, die im Rahmen bestimmter energetischer Ansätze wirkt.

Supra-Information und subtile Energie sind Bestandteile von Globalität und Interdependenz, die unser Quantenuniversum kennzeichnen (aus Platzgründen kann ich dies hier nicht weiter ausführen, verweise jedoch auf meine Bücher für nähere Erklärungen). Meine dortigen Ausführungen decken sich in vielfältiger

---

* Ransford, Emmanuel: *La Consience quantique et l'Au-delà*, Guy Trédaniel, 2013 (nicht auf Deutsch erhältlich)

Weise mit den Ansichten der Autorin, die unter anderem von einem Quanteninformationsfeld, Zell- und Zahngedächtnis spricht sowie von der Möglichkeit, unsere Zellen mit neuen Informationen zu „überschreiben“ und so neu zu programmieren.

Alles in allem öffnet Juliette Peyronnet unseren Geist durch ihren reichhaltigen, beispiellosen und anregenden Ansatz, der auf soliden Kenntnissen und auf tiefgründigem Wissen beruht. Dank ihres Buches gewinnen wir eine umfassende Sicht auf das Universum der Zähne und gelangen so zu einem neuen Verständnis für Zahnprobleme und -fehlfunktionen. Die Zähne sprechen zu uns! Sie erinnert uns auf sehr überzeugende Weise daran. Meine Kenntnisse reichen leider nicht aus, um beurteilen zu können, ob die von ihr vorgeschlagene multifaktorielle und multidimensionale Entschlüsselung sachdienlich ist, aber eines kann ich mit Gewissheit sagen: Ich habe ihr Buch mit Interesse und großem Vergnügen gelesen, da es mir Welten eröffnet hat, von deren Existenz ich zuvor nicht einmal ansatzweise etwas ahnte. Ich hoffe, dass alle Leserinnen und Leser ein ebensolches Interesse und eine ähnliche Begeisterung empfinden werden!

*Jeder Teil des Universums ist mit allen anderen Teilen verbunden, wenn auch in unterschiedlichem Maße.*

David Bohm

# Einleitung

In diesem Buch steht die Therapie mit holistischem Ansatz im Vordergrund, wir werden die Krankheiten also auf mehreren Ebenen beleuchten und versuchen, sie bis zu ihren Ursachen zurückzuverfolgen. Wir werden ebenfalls sehen, dass alle angesprochenen Ebenen miteinander verbunden, miteinander verwoben sind.

Daher werden wir die Zahnpathologien aus verschiedenen Blickwinkeln betrachten. Denn Zähne sind wie Kristalle, wie Festplatten in einem Computer – die die gesamte Geschichte eines Individuums speichern – und die uns von unseren tiefsten Tiefen erzählen! Sie offenbaren uns Probleme verschiedenster Art, auf mehreren Bewusstseinsebenen, und ermöglichen es uns, diese Blockaden und Beschwerden direkt zu erkennen.

Da sie sich in der Mundhöhle befinden, sind die Zähne eine Art Schutzschild, wie Hüter des Wortes, und gleichzeitig offenbaren sie uns Dinge, die wir nur schwer benennen oder aussprechen können.

Wir werden also eine tiefe Entschlüsselung vornehmen, die mehrere Ebenen berücksichtigt – Körper, Seele und Geist – und dazu verschiedene Werkzeuge verwenden, je nach angesprochener Ebene. Mithilfe dieses Buches werden wir in der Lage sein, biologisch zu decodieren.

Schrittweise werden wir eine wahrhaftige **Zahnmedizin** vor unseren Augen entstehen sehen, die die Gesamtheit eines jeden Individuums berücksichtigt.

Wir werden auch erkennen, dass die Zähne echte **Tore** sind, Brücken und Wurmlöcher, von denen die Quantenphysik spricht, und die uns Zugang zur alles umfassenden, universellen Informationsdatenbank verschaffen, die uns umgibt. Dadurch können wir uns von bestimmten Erinnerungen befreien, die unsere Entwicklung blockieren, und uns so helfen, uns wieder mit uns selbst und unserem tiefsten Inneren zu verbinden.

Ich werde auf all diese Bereiche eingehen und Ihnen zeigen, welch „Heiligen Gral" das Gebiss verkörpert und dass es neben der DNA einen echten Identitätsnachweis für jedes einzelne Individuum darstellt.

Die hier genannten Aufzeichnungen reflektieren die verschiedenen Etappen meines therapeutischen Ansatzes. Bereits in sehr jungen Jahren habe ich mich über die Lektüre der Bücher von Dr. Kousmine, Paul Carton, André Passebecq, Robert Masson, Shelton und vielen anderen für ernährungsphysiologische Ansätze und Naturheilkunde begeistert.

Im Alter von etwa 15 Jahren erfuhr ich dann von Dr. Hamers Arbeit – dem Begründer des Biologischen Decodierens, kurz Bio-Decodieren –, die mich fasziniert hat. Aber auch Astrophysik und Quantenphysik gehörten von klein auf zu meinen Interessensgebieten.

Mein Vater machte mich insbesondere mit den Schriften und den Dialogen von David Bohm bekannt. Dieser herausragende Physiker, ein absoluter Vorreiter auf seinem Gebiet, war schon seinerzeit davon überzeugt, dass das Universum nicht leer, sondern voll ist! Seine Gespräche mit dem indischen Philosophen Jiddu Krishnamurti haben mich tiefgreifend geprägt – etwa in seinem Buch *Vom Werden zum Sein* (O.W. Barth, 1987) und in anderen Werken.

Ich hatte das Glück, mich von Kindheit an in einem künstlerischen Umfeld entfalten zu dürfen, in dem Kreativität im Mittelpunkt des täglichen Lebens stand. Und nun versuche ich auch als Therapeutin, mich weiterhin in diesem intellektuellen Freiraum zu bewegen.

Gleich zu Beginn meiner beruflichen Tätigkeit habe ich mich in Naturheilkunde weitergebildet. Daher habe ich schon sehr frühzeitig begonnen, meinen Patienten diesbezügliche Empfehlungen zu geben, um so deren gravierende Ernährungsfehler, die sich auch auf ihre Zähne auswirkten, zu korrigieren. Aber schon bald reichte mir mein bisheriges Wissen nicht mehr aus. So widmete ich mich ergänzend der Phytotherapie, Oligotherapie, Gemmotherapie und auch der Aromatherapie, um noch tiefer in die Materie einzudringen. Anschließend habe ich mich in klassischer Homöopathie weitergebildet und mich ebenso mit den Techniken aus den Bereichen Osteopathie und Kinesiologie vertraut gemacht.

Ich praktiziere die Homöopathie nun seit mehr als 25 Jahren und sie ist für mich eine wertvolle Hilfe in meiner täglichen Praxis geworden – jetzt umso mehr, da ich weiß, dass alles auf **Informationen** basiert. Das ergibt absolut Sinn!

Zu dieser Zeit wurde mir auch bewusst, dass die Okklusion der Zähne für das allgemeine Gleichgewicht des Menschen überaus bedeutsam ist – insbesondere für die Körperhaltung, aber auch auf psychologischer Ebene. Die Kinesiologie bot mir bereits ein System unglaublicher Testmöglichkeiten, dennoch wandte ich mich einem noch energetischeren Ansatz zu: Ich erkannte, dass die Zähne unter anderem mit Organen, Körperteilen und Akupunkturmeridianen korrespondieren. Basierend auf meinem generellen Interesse für die Traditionelle chinesische Medizin (TCM) erlernte ich in dieser Zeit insbesondere die Messung der verschiedenen Pulse (Pulsdiagnostik).

Ich fragte mich, woher die verschiedenen Zahnpathologien, die auch einen allgemeinen Krankheitswert hatten, wirklich kamen. Daher widmete ich mich dem Studium der anthroposophischen Zahnmedizin und verschiedener psychologischer Ansätze.

Speziell der therapeutische Ansatz von Carl Gustav Jung begeisterte mich in diesem Bereich. Darüber hinaus habe mich auch mit anderen Untersuchungstechniken wie Familienaufstellungen und dem biologischen Decodieren von Krankheiten beschäftigt – die für meine Arbeit nach wie vor sehr hilfreich sind. All diese Wissensaneignung diente nur einem Ziel: den Ursprung der Krankheiten, die ich beobachtete, immer weiter zu ergründen.

Und tatsächlich: Nach und nach eröffneten sich mir immer neue Horizonte ...

Die darauffolgende Beschäftigung mit Numerologie, Kabbala und Tarot hat mich dann völlig in ihren Bann geschlagen und mir enorme neue Forschungsfelder aufgezeigt. All diese Ansätze, die symbolische Werkzeuge verwenden, gestatten uns ein Verständnis der tieferen Ebene der Seele.

In jüngerer Zeit schließlich waren es die Entdeckungen der Quantenphysik – hier insbesondere die Begriffe „Verschränkung" und „Nichtlokalität" – die es mir ermöglichten, meine berufliche Tätigkeit auf andere Weise anzugehen.

Während meines Zahnmedizinstudiums hatte ich die Werke von Dr. Deepak Chopra gelesen, insbesondere sein Buch *Die heilende Kraft in mir: Altindisches Wissen und die modernen Naturwissenschaften* (Driedinger, 2011), aber auch Fritjof Capras Werk *Das Tao der Physik* (O.W. Barth Verlag, 2012) sowie *La Médecine superlumineuse** von Régis und Brigitte Dutheil, die mir bereits die Türen im therapeutischen Bereich weit geöffnet hatten.

In letzter Zeit hat mich die Beschäftigung mit der Heiligen Geometrie und die Annäherung an die Struktur des Vakuums, von der Physiker wie Nassim Haramein und andere sprechen, sowie die Arbeiten von Rupert Sheldrake, der die Existenz morphogenetischer Felder als Informationsfelder erwähnt, die uns umgeben – und in denen alle Erinnerungen des Universums verschlüsselt sein sollen –, in andere Bewusstseinsbereiche katapultiert.

Tatsächlich sah ich bei all diesen Bereichen Verbindungen zur Welt der Medizin und insbesondere der Zahnmedizin. Ich fand Brücken zwischen all diesen Bewusstseinsebenen, diesen ver-

* Dutheil, Brigitte und Régis: *La Médicine Superlumineuse*, Sand 2006 (nicht auf Deutsch erhältlich)

schiedenen Ansätzen, und setzte sie in den Dienst meiner täglichen Arbeit mit Patientinnen und Patienten. Dies führte mich zu einer ganzheitlichen Medizin – die alle Ebenen des Individuums miteinbezieht, also die physische, psychologische und psychogenealogische Ebene, aber auch die Seelenebene nicht außer Acht lässt.

Wir werden im Laufe der folgenden Seiten sehen, wie dieser Ansatz auch die Interaktion zwischen all diesen Ebenen, ihre Verbindungen und Verflechtungen mit- und untereinander, berücksichtigt.

Der Begriff der „Zeit" wird bei dieser therapeutischen Ausrichtung ebenfalls eine wichtige Rolle spielen – und zwar in dem Sinne, dass die Zeit im jeweils konkreten Moment nicht existiert. Mit anderen Worten: Blockaden, die sich vor mehreren Generationen aufgebaut haben, können heute zum Vorschein treten, aber auch unmittelbar gelöst werden!

Als Therapeutin habe ich die Pflicht, eine Qualität meiner Präsenz, meines Zuhörens und meiner Aufmerksamkeit gegenüber den Patientinnen und Patienten zu entwickeln, was für den erfolgreichen Verlauf einer Behandlung unerlässlich ist. Dieser Therapieansatz – über Vernetzung, Verflechtung, Nichtlokalität in Raum und Zeit – bringt uns den Begriffen aus der Quantenphysik näher.

All das ist faszinierend! Es ist die Geburtsstunde der **Quantenzahnheilkunde**!

Ich werde nun auf all diese Themen eingehen und versuchen, Sie in das Herz des Zahns – des Adams, in das Herz des Lebendigen – zu entführen.

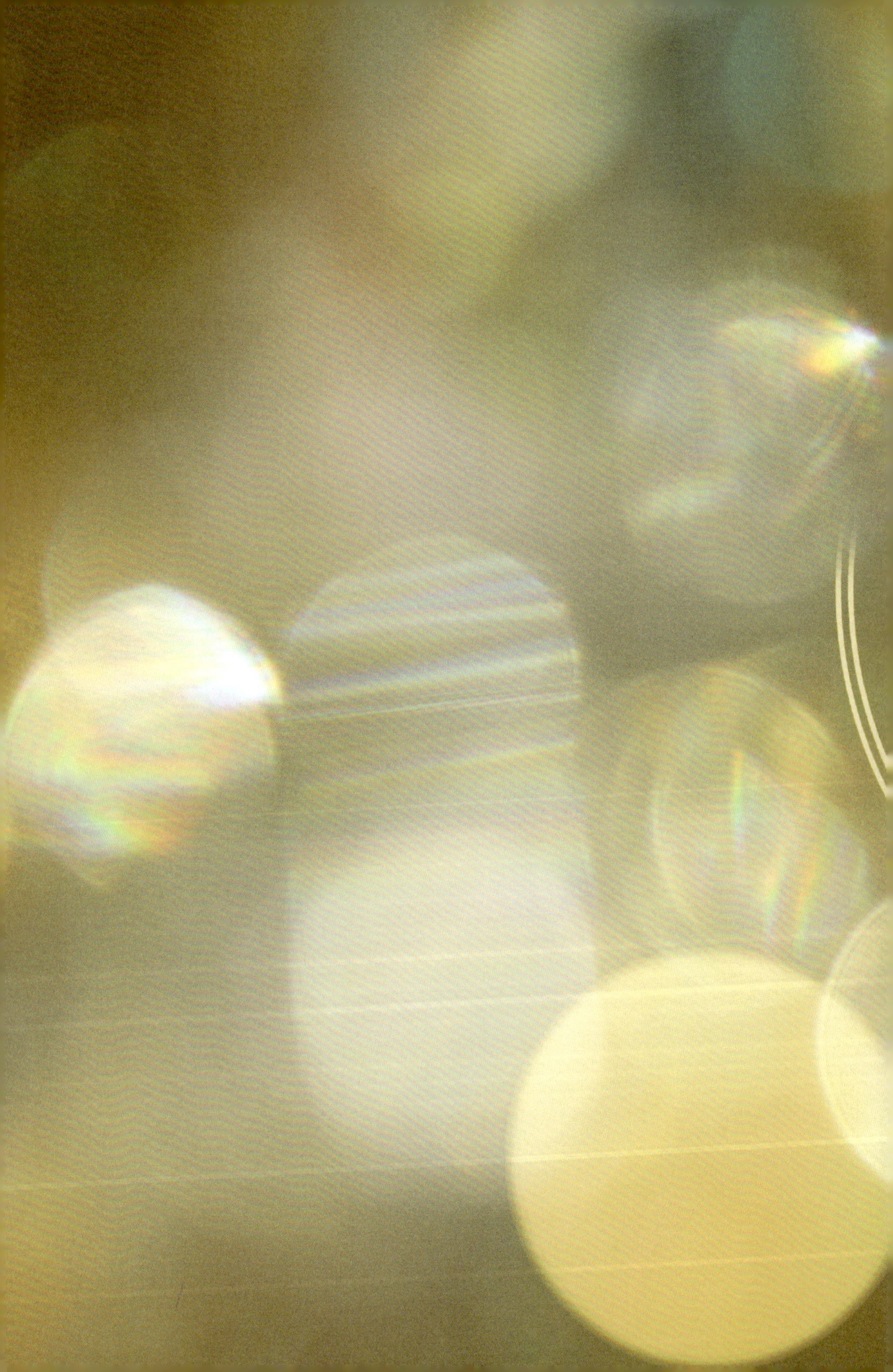

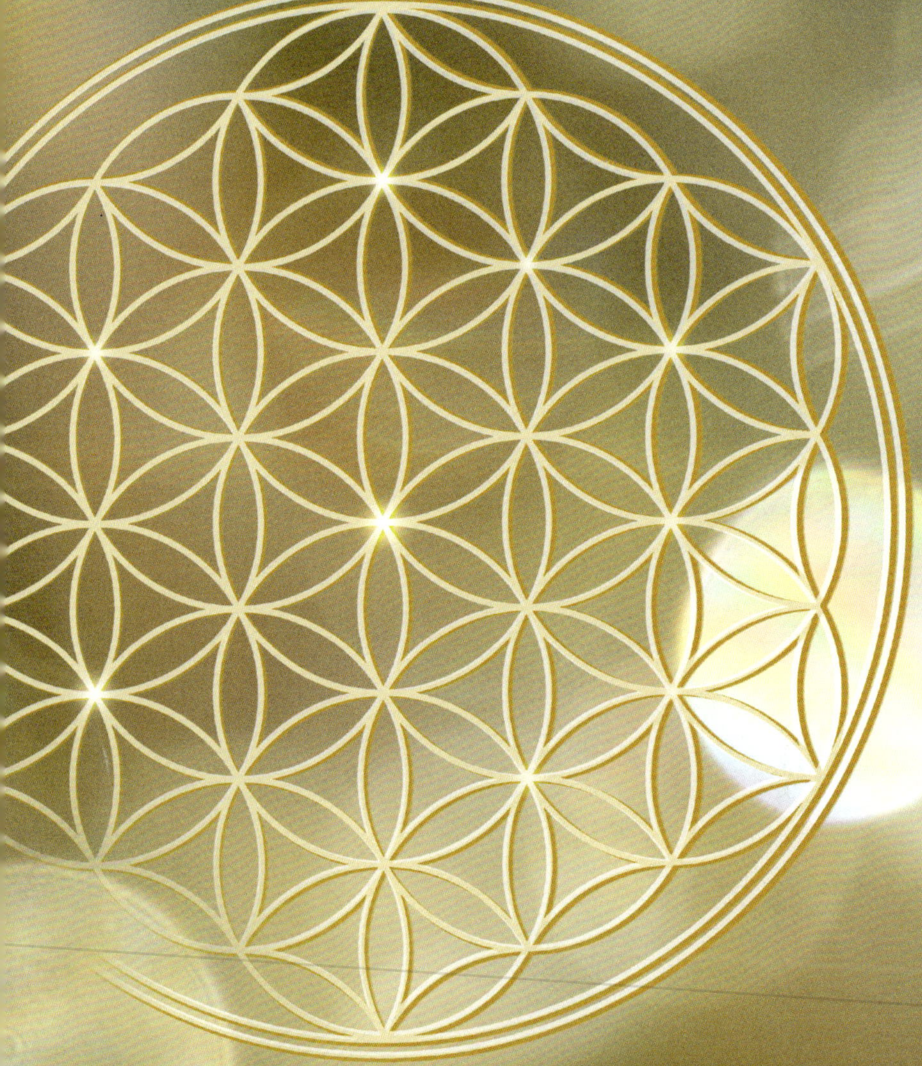

*Für meinen Sohn, den ich zutiefst liebe,*

*für meinen Vater für seine Liebenswürdigkeit*
*und für alles, was er mich gelehrt hat,*

*für meine Mutter, die mich auf die Welt gebracht hat.*

*Auf einer sehr tiefen Ebene sind Materie und Bewusstsein vollkommen untrennbar und miteinander verbunden.*

David Bohm

# Vorwort

## Die holistische oder ganzheitliche Zahnmedizin

**Die Zähne – ein Spiegelbild unseres Unbewussten, unserer Quantenuniversen.**

**Die ganzheitliche Zahnmedizin berücksichtigt mehrere Ebenen:**

**Die physische Ebene:** Diese umfasst die Restaurationsmaterialien, durch Metalle hervorgerufene Probleme, die Bedeutung des Parodontalstatus, die Okklusionsanalyse, die Untersuchung der verschiedenen Pathologien der Mundhöhle, die Wiederherstellung des Gleichgewichts der Mundflora, die Zahn-Organ-Zuordnungen, Beziehungen zwischen Zähnen und Akupunkturmeridianen, die Untersuchung der fünf Sinne, die auf dieser Ebene vorhanden sind ...

**Die psychologische Ebene:** In Abhängigkeit von der Position der Zähne, ihrer Form, Integrität sowie ihrer interdentalen Beziehungen teilen sie sich uns auch auf dieser Ebene mit. Wir werden hier auch die Wechselwirkungen von Ober- und Unterkiefer untersuchen. Darüber hinaus werden wir uns mit Zahnpathologien, ihrer Lokalisierung und ihren Bedeutungen auseinandersetzen. Ebenso befassen wir uns mit dem biologischen Decodieren von Zähnen.

**Die psychogenealogische Ebene:** Zähne weisen auf tieferliegende Blockaden hin, die aus vererbten Zellerinnerungen stammen können. Auch hier werden wir uns mit dem Thema Zahnokklusion beschäftigen.

**Die symbolische Ebene** des Seins wird mit Bezug auf die verschiedenen Traditionen und Kulturen, die Numerologie, die hebräischen Buchstaben, das Tarot, die vier Elemente usw. behandelt.

**Die Quantenebene:** Auf dieser Betrachtungsebene betreten wir das Feld der mikrokosmischen Erinnerung des einzelnen Individuums, wo wir Zugang zu den tiefen Erinnerungsblockaden erhalten und ihn mithilfe geeigneter Protokolle dabei unterstützen, etwa einer echten Quanten-Zahntherapie, sich davon zu befreien.

Wir werden uns also mit einem umfangreichen Programm befassen und die verschiedenen Perspektiven untersuchen.

*Wir werden verstehen, dass die Zähne, die sich in unserer Mundhöhle befinden, viele Aufgaben haben und viele Geheimnisse bergen …*

**Sie haben verschiedene Funktionen:**

- sie dienen dem Aufnehmen und Zerkleinern der Nahrung;
- sie sind bedeutsam für die Stimm- und Lautbildung;
- sie sind an der Körperhaltung beteiligt;
- sie spielen eine wesentliche Rolle bei der Kommunikation und für die Physiognomie.

Allein diese kurze Aufzählung zeigt, dass die Zähne in mehreren Bereichen maßgeblich beteiligt sind.

Wenn Menschen ihre Zähne verlieren, empfinden sie dies als eine Art Identitätsverlust mit traumatischem Ausmaß ... Sobald sie wieder Zähne haben – sei es durch Prothesen oder Implantate –, fühlen sie sich wie neugeboren! Verlieren wir einen Frontzahn, trauen wir uns nicht mehr aus dem Haus und verkriechen uns quasi vor der Welt da draußen. Das zeigt uns, wie wichtig unsere Zähne und unser Lächeln für die Beziehung zu anderen Menschen sind ... **Ohne Zähne verlieren wir ein wenig unser Gesicht!**

Wir werden sehen, wie einfache Zahnschmerzen Beschwerden im Inneren offenbaren, also ein inneres Unwohlsein, ein tiefes – oftmals nicht verbalisiertes – Leiden widerspiegeln.

Wir werden all dies auf mehreren Ebenen vertiefen und erkennen, wie die Zähne zu uns sprechen und unser Unbewusstes, unsere Quantenuniversen offenbaren!

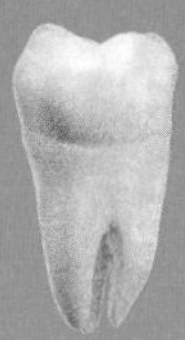

*Kapitel 1*

# DIE PHYSISCHE EBENE

*Der Raum ist nicht leer.*
*Er ist voll.*

*David Bohm*

— 1 —

# Metalle in der Zahnmedizin

## Amalgam: Wie schädlich ist diese Zahnfüllung?

**Nach mehr als 25 Jahren Erfahrung als praktizierende Zahnärztin komme ich an diesem doch sehr heiklen Thema nicht vorbei.**

Ich werde auf die Probleme eingehen, die mit Restaurationsmaterialien verbunden sind. Dazu zählen Füllungen, die zwar kein Blei enthalten, dafür aber Quecksilber, Palladium, Zinn, Silber usw.

Heute weiß man um den Zusammenhang zwischen bestimmten Erkrankungen und dem Vorhandensein von Zahnfüllungen im Mund. Im Folgenden werde ich Ihnen einige davon nennen und Sie auf weiterführende Literatur verweisen, um sich, falls erwünscht, eingehender mit diesem Thema zu befassen. Amalgamfüllungen bestehen zu etwa 51 Prozent aus flüssigem Quecksilber und einem Pulver aus Silber, Kupfer, Zinn, Zink und Quecksilber.

Die WHO nennt Quecksilber als einen der zehn bedenklichsten Schadstoffe für die menschliche Gesundheit. In Norwegen beispielsweise ist das Legen von Amalgamfüllungen in der Zahnmedizin aktuell untersagt. In den Niederlanden sind sie seit März 2014 verboten. Auch in Ländern wie Deutschland und Großbritannien bestehen ernsthafte Vorbehalte gegenüber dem Einsatz dieser Legierungen.

Im Allgemeinen führen Amalgamfüllungen zu einer Darmdysbiose aufgrund einer pathogenen (gestörten) Darmflora, begleitet von einer Darmentzündung mit einer sogenannten „porösen" Darmbarriere (sogenanntes Leaky-Gut-Syndrom), die auf diese chronische Entzündung zurückzuführen ist. Auch eine Schwächung der Nieren gekoppelt mit Müdigkeit – bis hin zu depressiven oder ängstlichen Zuständen – ist zu beobachten. Ebenfalls kommt es häufig zu kalten Extremitäten und übermäßigem Speichelfluss. Es ist bekannt, dass Quecksilber eine besondere Affinität zum Gehirn hat und sich dort – wie auch in einigen anderen Organen – besonders anreichert.

Wir wissen außerdem, dass Quecksilber bei schwangeren Frauen die Plazentaschranke passiert und dem Fötus schaden kann ...

## Legen und Entfernen von Amalgamfüllungen

**Speziell beim Legen und Entfernen von zahnärztlichem Amalgam sind die meisten Vorsichtsmaßnahmen zu treffen.**

Am giftigsten sind die Quecksilberdämpfe. In ionisierter Form ist Quecksilber am schädlichsten, insbesondere in Form von **Methylquecksilber**. Daher sind bei der Entfernung dieser Füllungen ganz besonders strenge Vorsichtsmaßnahmen erforderlich.

In Norwegen gibt es sogar spezielle Kliniken, die Amalgam-Entfernungen durchführen.

Der Patient erhält bei einem derartigen Eingriff Einweg-Aktivkohlemasken. Auch das medizinische Personal muss sich entsprechend schützen. Des Weiteren kommen dabei spezielle Absaugkanülen (Clean-Up-System aus Schweden) sowie eine starke Luft- und Wasserabsaugung zum Einsatz. Im Behandlungsraum, in dem die Entfernung vorgenommen wird, sind ein Luftreinigungssystem sowie eine Luftabsaugvorrichtung um den Patienten herum erforderlich. Während des Eingriffs wird – sofern die Absaugkanülen dies zulassen – ein sogenannter „Kofferdam" um den Zahn gelegt. Das Herausbohren der Füllung sollte mit speziellen

Bohrern erfolgen, um die Freisetzung von Quecksilberdämpfen beim Ablösen des Amalgams vom Zahn zu minimieren. Es wird dringend empfohlen, nach der Entfernung Chitosan auf den Zahn aufzutragen sowie eine Mundspülung mit Chitosan oder Aktivkohle zu verwenden. Chitosan – abgeleitet von Chitin (das aus dem Panzer von Schalentieren gewonnen wird) – hat ein Absorptionsvermögen für Schwermetalle.

Außerdem sollten Sie bedenken, dass nach fünf Jahren bereits 80 Prozent des Quecksilbergehalts der Amalgamfüllung in den Körper freigesetzt worden sind, sodass vor einer angedachten Entfernung der Füllung eine gründliche Diagnostik durchgeführt werden sollte.

**Es geht hier also keinesfalls darum, die systematische Entfernung von Amalgamfüllungen aus den Zähnen zu propagieren!**

Erst nach eingehender Untersuchung aller medizinischen Parameter – etwa der Erfassung des Gesundheitszustands des Patienten, eingehender Befragung (besondere Wünsche des Patienten usw.), Bluntersuchungen, lokale Untersuchung der Auswirkungen von Amalgamfüllungen (Vorhandensein oder Nichtvorhandensein von Oxidationsspuren, Defekte an Amalgamfüllungen, lokale Zahnfleischentzündungen usw.), Auswertung lokaler und lokoregionaler Röntgenaufnahmen (Zahnpanorama), Auflistung sämtlicher im Mund vorhandener verschiedener Metalle, gegebenenfalls mit Analyse möglicher, durch Aufbauten erzeugter galvanischer Ströme oder Ausschluss derartiger Ströme usw. sowie Okklusionsanalyse – kann man eine Entscheidung treffen!

Zum Nachweis der Menge an Quecksilberdampf, die von Zahnamalgam im Mund freigesetzt wird, gibt es spezielle Geräte. Auch zum Testen der im Mund befindlichen Metalle und zum Messen der galvanischen Ströme kann man auf spezifische Geräte zurückgreifen. Diese Geräte vom Typ VAD-2 USB sind geeignete Detektionssysteme, die uns anzeigen, in welcher Reihenfolge schädliche Amalgamfüllungen und Kronen entfernt werden sollten. Zwischen den einzelnen Entfernungen sollten mindestens drei Wochen liegen, und wenn möglich sollte stets jeweils nur eine Entfernung durchgeführt werden (dies ist jedoch fallabhängig).

Eine Untersuchung des Gesundheitszustands der Patientin oder des Patienten und des Zustands seiner Ausscheidungsorgane (Leber, Nieren) sollte ebenfalls vorgenommen werden, bevor mit einer Entfernung begonnen wird. Häufig müssen Leber und Nieren entgiftet und Entzündungen im Darm behandelt werden. Hierfür greifen wir auf geeignete Nahrungsergänzungsmittel zurück und nehmen eine entsprechende Ernährungsumstellung beim Patienten vor.

## Vor der Entfernung der Amalgamfüllung

- Der Patient erhält Aktivkohle, die er vor und nach der Entfernung einnehmen muss.
- Eine weitere Option stellt die Einnahme von Chitosan dar.
- Auch Tonerde kann verschrieben werden, da auch hiermit möglichweise freigesetztes Metall absorbiert werden kann.
- Die Einnahme von Vitamin C (2 oder 3 g) am Tag der Amalgamentfernung sowie an den Folgentagen ist ebenfalls sinnvoll.
- Zusätzlich wird dem Patienten ein Mineralienkomplex verordnet, da Quecksilber mit den „guten" Mineralien um die Rezeptorstellen konkurriert und diese verdrängt. Daher kommt das Interesse, den Körper in dieser Zeit reichhaltig mit Mineralien zu versorgen: Hierfür empfiehlt sich beispielsweise auch Quinton-Serum, auch Quinton-Meeresplasma genannt, ein gefiltertes Meerwasser mit sehr hohem Nährwert (eine Beispielbehandlung könnte wie folgt aussehen: 1 Ampulle hypertones Quinton-Serum auf nüchternen Magen, dann eine halbe Stunde vor dem Entfernen sowie an den darauffolgenden Tagen).

- Ebenfalls wird Selen empfohlen – vor der Amalgamentfernung, danach und an den folgenden Tagen. Die Festlegung der jeweiligen Dosierung erfolgt in Absprache mit dem behandelnden Zahnarzt.

## Notwendige Ernährungsumstellung

- Verwendung von guten Ölen, die reich an ungesättigten Fettsäuren sind, beispielsweise Sesamöl, Hanföl, Nachtkerzenöl-Komplexe oder Kürbiskernöl;
- ausreichende Aufnahme von Eiweiß und mineralstoffreichen Lebensmitteln;
- Verzehr von Knoblauch (bei möglichen, darauf zurückzuführenden Verdauungsproblemen empfiehlt sich das Blanchieren des Knoblauchs kurz vor dem Verzehr);
- auch Sauerkraut in Bioqualität ist hier ratsam, mindestens ein Esslöffel pro Tag;
- reduzierter Konsum von glutenhaltigen Milchprodukten und Getreide – oder noch besser: völliger Verzicht darauf.

## Nach der Entfernung der Amalgamfüllung

In die so entstandene Kavität kann man einen provisorischen Zinkoxid-**Eugenol**-Zement (enthält ebenfalls ätherisches Nelkenöl) einbringen. Dieses Provisorium absorbiert kontinuierlich das in den Dentintubuli (Dentinkanälchen) verbliebene Quecksilber und hat darüber hinaus eine energetische Wirkung, es gibt der Zahnloge also neue Energie.

## Entfernung der letzten im Mund verbliebenen Amalgamfüllung

Es ist wichtig zu wissen, dass der Energiekörper eines Patienten erst dann wieder gesunden kann, wenn die letzte Amalgamfüllung entfernt wurde. Dies entspricht also einer Öffnung für den Patienten. Zu diesem Zeitpunkt muss dem Körper die **Erinnerung an die Amalgamfüllungen entzogen** werden, z. B. durch die Verabreichung eines speziell auf Amalgam abgestimmten **Isotherapeutikums** oder durch Gabe des homöopathischen Mittels *Mercurius solubilis*. Dies sollte kinesiologisch oder am Puls überprüft und auf den jeweiligen Patienten abgestimmt werden. Gleichzeitig wird die Entgiftung fortgesetzt, indem man gegebenenfalls eine Chelat-Therapie (auch Chelationstherapie genannt) durchführt (weitere Erklärungen finden Sie an späterer Stelle).

In diesem Zusammenhang ist es wichtig zu wissen, dass die Proteine für den Transport der Giftstoffe verantwortlich sind. Es ist daher erforderlich, eine geeignete Umgebung zu schaffen, damit diese Transportproteine auch wirksam werden können; dafür wird der pH-Wert des Gewebes hin zu einem alkalischen (basischen) pH-Wert korrigiert, was sich unterstützend auf diese Proteine auswirkt. Auch der Ernährung kommt in dieser Phase eine sehr bedeutende Rolle zu: Es ist wichtig, den Verzehr von Milchprodukten zu reduzieren und mineralstoffreiche Lebensmittel zur Alkalisierung zu konsumieren. Außerdem sollte man darauf achten, genügend Proteine zu sich zu nehmen. Wie Sie hieran erkennen können, kommt es nach dem Entfernen der letzten Amalgamfüllung zu einer Art „Neustart“ für den Patienten.

Sobald der Körper von Amalgamfüllungen und den damit verbundenen Informationsblockaden befreit ist, können wir die anderen **toxischen Narben** leichter sehen und behandeln. Von besonderer Bedeutung ist hierbei die von Dr. Jean Elminger entwickelte sequenzielle Therapie. Hierbei wird alles überprüft – der Zeitpunkt und die (oft homöopathische) Dosierung –, um so jede Energieblockade zu minimieren und letztendlich zu lösen.

## Die Analysen

Verschiedene Untersuchungen können aufzeigen, wie hoch die individuelle Belastung mit Schadstoffen ist. Dennoch bleibt es kompliziert, diese Belastungen genau zu beurteilen. Fakt ist, dass es nicht möglich ist, die genaue Quecksilbermenge im Blut zu bestimmen. Der MELISA-Test, ein „Metallallergietest" (es handelt sich dabei um eine Zellkultur aus Lymphozyten, die mit Metallen in Kontakt gebracht werden), kann jedoch sehr hilfreiche Informationen über das Ausmaß der Vergiftung liefern.

Darüber hinaus existieren weitere Analysemöglichkeiten, deren Einsatz jedoch von Fall zu Fall entschieden werden muss, je nach patientenspezifischen Symptomen.

Auch **Stuhl-, Urin- und Haaranalysen** können hier sehr aufschlussreich sein.

Ergänzende Untersuchungen können ebenfalls wichtige Aussagen liefern – wie die Bestimmung des pH-Werts im Urin, des Fettsäurespiegels im Blut, der Wurzelkanäle und der Antioxidanzien. Ein weiterer interessanter Test ist die Peptidanalyse im Urin (Urintest), um ein mögliches Leaky-Gut-Syndrom – und damit den Entzündungszustand des Darms – zu beurteilen. Auch die Bestimmung von **Porphyrinen** im Urin kann Aufschluss geben.

Auf jeden Fall ist es schwierig, den Grad einer Schwermetallvergiftung zu ermitteln. Wird beispielsweise in einer Haaranalyse ein hoher Quecksilberwert festgestellt, bedeutet dies nicht zwangsläufig, dass die betreffende Person einer hohen Belastung ausgesetzt ist. Dieses Ergebnis kann auch einfach nur zeigen, dass der Körper reagiert und das Metall gut ausscheidet. Auch kann ein auffälliger Wert mit Luftverschmutzung, Färbemitteln usw. zusammenhängen. In diesem Fall muss man objektiv bleiben, was zweifelsohne schwierig ist ... Dasselbe gilt für die Stuhlanalyse: Ein hoher Wert kann darauf hindeuten, dass der Körper auf natürliche Weise entwässert und die Metalle gut ausscheidet. Im Gegensatz signalisiert das Fehlen von Metallen in der Analyse keinesfalls zwangsläufig, dass jemand nicht belastet ist! Denn die Metalle können sich im Fettgewebe einlagern, beispielsweise im Gehirn, das reich an Fettsäuren ist, und von dort nicht mehr entweichen.

Es ist also tatsächlich kompliziert, den Grad der Vergiftungen durch Schwermetalle – insbesondere im Fall von Quecksilber – zu ermitteln. Im Rahmen jeder Amalgamentfernung sollten zumindest Vitamin C und Quinton-Serum (am Morgen der Entfernung eine Ampulle hypertonisches Meereswasser und am Nachmittag desselben Tages eine Ampulle isotonisches Meereswasser) eingenommen werden. Es ist empfehlenswert, diese Therapie auch noch in den folgenden Wochen fortzusetzen. Ergänzt werden sollte dies durch die Einnahme von Aktivkohle (innerlich und auch als Mundspülung) oder Chitosan.

Auf jeden Fall ist es wichtig, dass zwischen einzelnen Eingriffen mindestens drei Wochen liegen.

Auch Chlorella kann vor und nach dem Entfernen der Amalgamfüllung gegeben werden: 3-4 Tabletten dreimal täglich im Entfernungszeitraum und noch einige Wochen danach.

Als Alternativen stehen außerdem weitere (homöopathische) Komplexmittel zur Verfügung, die in diesem Fall gegeben werden können:

- Die aus der entfernten Füllung gewonnene Nosode kann als Isotherapeutikum in manchen Fällen hilfreich sein.
- Unmittelbar nach der Füllungsentfernung kann eine Ampulle Quinton-Serum zusammen mit Selen eingenommen werden.

Die richtige Zusammenstellung der geeigneten Mittel ist komplex und bedarf einer fundierten medizinischen Betreuung.

**Hinweis: Die hier aufgeführten Angaben dienen nur als Anhaltspunkte und müssen für jede Person individuell angepasst werden.**

## Die Chelat-Therapie

Die Chelat-Therapie (auch als Chelationstherapie bezeichnet) – also die Ausleitung von Quecksilber – ist schwierig und auch dafür gibt es kein Ablaufprotokoll. Es handelt sich dabei um einen physikalisch-chemischen Prozess, bei dem Chelatbildner Schwermetalle binden.

Eine kasein- und glutenfreie Diät ist nach wie vor eine sichere „Bank" und führt zu guten Ergebnissen, da Quecksilber die Darmenzyme blockiert, die für die Verdauung von Milch- und glutenhaltigem Eiweiß verantwortlich sind.

Aber auch das ist leichter gesagt als getan. Es gibt jedoch mittlerweile IgG-Antikörpertests, die uns tatsächlich Aufschluss über spezifische Nahrungsmittelunverträglichkeiten geben.

Man weiß inzwischen, dass das Chromosom 6 Träger des anthropologischen und gewebebezogenen Identifikationssystems namens HLA-Haplotyp (Humanes Leukozytenantigen) ist – eine Entdeckung von Dr. Jean Dausset (der dafür mit dem Nobelpreis für Medizin ausgezeichnet wurde).

Die Untersuchung dieses HLA ermöglicht es uns, die Anfälligkeiten für bestimmte Krankheiten zu bestimmen. Es ist bekannt, dass bestimmte Loci – also Stellen auf den Chromosomen – mit Nahrungsmittelempfindlichkeiten in Verbindung gebracht wurden, die zu intestinalen Malabsorptionssyndromen wie Gluten- und Kaseinintoleranz führen können. Diese genetischen Faktoren würden jedoch nur unter bestimmten Bedingungen in Erscheinung treten. Forscher wie Dr. Tadeusz Nawrocki (polnischer Physiker und Arzt) berufen sich sogar auf die Tatsache, dass die Zahnokklusion (also der „Biss") eine maßgebliche Rolle bei der Auslösung von Zöliakie spielen soll (zurückführend auf ein Leaky-Gut-Syndrom); dies steht speziell in Verbindung mit dem Verzehr von glutenhaltigen Lebensmitteln. Wir werden auf dieses Thema noch einmal zurückkommen, wenn wir uns eingehender mit der Okklusion der Zähne beschäftigen.

Entscheidend ist, dass die in den Zellen eingelagerten Schwermetalle aus dem Blutkreislauf geleitet werden. Dazu sind Substanzen erforderlich, die diese absorbieren und transportieren, damit sie auch ausgeschieden werden können.

Die Gefahr bei bestimmten Nahrungsergänzungsmitteln, die zum „Chelatisieren" von Metallen eingesetzt werden, besteht darin, dass sie Quecksilber in den Blutkreislauf bringen können und dieses sich im zentralen Nervensystem anreichern kann, anstatt ausgeschieden zu werden, da Quecksilber eine hohe Affinität zu Fettgewebe hat (und das Gehirn besteht zu 70 Prozent aus Fettsäuren). Substanzen wie Bärlauch oder Chlorella sollten daher nur unter ärztlicher Aufsicht und mit großer Vorsicht angewandt werden. Ihre Zweckdienlichkeit ist eher am Ende der Ausleitung und direkt zum Zeitpunkt der Amalgamentfernung gegeben. Ein weiterer wichtiger Aspekt ist auch die Herkunft dieser Substanzen. Insbesondere bei Chlorella ist dies von Bedeutung, da sie oftmals aus Regionen stammt, wo eine starke Verschmutzung herrscht. Da diese Alge jedoch die Eigenschaft hat, Schwermetalle zu binden, liegt die Gefahr auf der Hand!

Die Bandbreite an Nahrungsergänzungsmitteln, die Metalle binden sollen, ist groß. So gibt es Produkte auf der Basis von magnesiumhaltigem Chlorophyll, Algenextrakten, Spirulina und Meeresalgen wie Riementang, Meersalat, Braunalgen (Laminaria, Fucus), die interessant sind. All diese Mittel sollten jedoch nur im Rahmen einer professionell begleiteten Ausleitung (Drainage) eingenommen werden (Achtung bei Jodallergie – keine Algen).

Auch Erzeugnisse auf Schwefelbasis, etwa Xenosulf, sind – über mehrere Monate eingenommen – hilfreich und können ebenfalls prophylaktisch eingesetzt werden.

**Letzten Endes hängt alles von der Schwere der Belastung ab.**

Mikronisiertes Zeolith ist in diesem Zusammenhang sehr vielversprechend. Es handelt sich dabei um ein mikroporöses Mineralgestein vulkanischen Ursprungs, das Schwermetalle bis auf Zellebene aufspürt und wie ein Schwamm an sich bindet, sodass sie unschädlich ausgeschieden werden können. Außerdem enthält es Mineralien, die den pH-Wert des Blutes während der Entgiftung stabilisieren und so verhindern, dass sich diese Abfallstoffe an anderen potenziellen Orten anlagern. (Empfehlenswert ist eine Kur von mindestens drei Monaten, wenn nicht sogar länger).

**Notwendige Maßnahmen bei einer nachgewiesenen Vergiftung:**

### Ausscheidungsorgane (Leber, Nieren) wieder ankurbeln und entgiften

- Hierfür eignet sich beispielsweise Glutathion, um die Leber in ihrer Methylierungsphase zu unterstützen. Glutathion bindet sich an Methylquecksilber, die hochgiftige organische Form von Quecksilber.
- Auch Germanium – ein starkes Antioxidans – ist hier sehr hilfreich.
- Desmodium und Silymarin unterstützen beim Entschlacken der Leber, ebenfalls *Chrysantellum americanum*.
- Die genannten Produkte sind auch als Komplexmittel erhältlich.
- Je nach Vergiftungsgrad und Symptomatik können auch Artischocken, schwarzer Rettich oder gezieltere Mikronährstoffe verabreicht werden.

### Ernährung umstellen

- Verwendung guter Öle (Sesam-, Nachtkerzen-, Kürbiskernöl)
- Kasein- und glutenfreie Ernährung sowie Meiden allergieauslösender Nahrungsmittel (je nach Ergebnis des IgG-Antikörpertests als Auslöser von Allergien)

- Verzehr von mineralstoff- und proteinreichen sowie qualitativ hochwertigen Lebensmitteln – möglichst in Bio-Qualität
- Einsatz von Miso (Paste auf Grundlage von fermentiertem Reis), Sauerkraut, Knoblauch, Äpfeln (reich an Pektin)
- Würzen mit Kurkuma, geschrotetem Pfeffer, Petersilie (reich an Mineralien) usw.
- Verzehr von unbestrahlten, unbehandelten Qualitätsprodukten, vorzugsweise aus biologischem Anbau
- Starke Einschränkung des Zuckerkonsums
- Ich empfehle in diesem Zusammenhang die Beratung durch einen Spezialisten für naturheilkundliche Ernährung.

### Auf der Ebene des Darms

In einem ersten Schritt sollte die Darmflora von Candidosen (Hefepilzinfektionen) und pathogenen Keimen gereinigt werden. Hierfür eignen sich Weihrauch (Boswellia), Kurkumin, ausgewählte ätherische Öle, Chlorophyll, Lactoferrin usw. Im Anschluss daran gilt es, die Darmflora mit Hilfe von Probiotika, Verdauungsenzymen und Ähnlichem wiederaufzubauen. Als Therapie speziell für die Sanierung der Darmwand sind wohldosierte Ergänzungsmittel auf Glutaminbasis zu empfehlen, z. B. *Boswellia serrata* (indischer Weihrauch) mit seiner entzündungshemmenden Wirkung.

### Einnahme von symptomspezifischen Nahrungsergänzungsmitteln

- Einnahme von Mineralstoff-Ergänzungen, beispielsweise Quinton-Serum
- Selen, insbesondere in flüssiger Form, entgiftet den Körper von toxischen Metallen

- Je nach Mangelerscheinungen empfiehlt sich die Einnahme von passenden, natürlichen Vitaminen (z. B. die Vitamine C, E, $B_2$, $B_6$, $B_9$, $B_{12}$)
- Vitamin $B_9$, das an der Methylierung in der Leber beteiligt ist, erweist sich in diesem Zusammenhang als hilfreich.
- Einnahme eines universellen Antioxidans wie Bromelain oder Resveratrol
- Einige Antioxidanzien werden zusammen mit Alpha-Liponsäure in der R-Form verabreicht (beispielsweise schwefelhaltige Verbindungen, andere auf Kurkumin-Basis usw.).

In bestimmten Fällen ist es auch erforderlich, die Mitochondrien der Zellen anzukurbeln. Häufig müssen sogenannte Omega-3-Fettsäuren, EAP (Eicosapentaensäure) und DHA (Docosahexaensäure), eingenommen werden.

Zur Ausleitung von Xenobiotika (Substanzen mit toxischer und/oder endokriner Wirkung) empfiehlt sich außerdem die Einnahme von Alkylglycerolen aus der Leber von Wildfischen. In Abhängigkeit von den Symptomen und der Umgebung des Betroffenen kann hier ebenfalls der Einsatz homöopathischer Mittel von Vorteil sein.

Auch die kaseinfreie, glutenfreie Diät ist, wie bereits zuvor erwähnt, förderlich.

**Zur Erinnerung: Glutenfreie Getreidearten sind Hirse, Buchweizen, Quinoa und Reis.**

Diese Ernährungsumstellung führt in der Regel zu einer Verbesserung des Gesundheitszustands insbesondere bei autistischen und hyperaktiven Kindern – vor allem vor dem 12. Lebensjahr –, also bei Kindern, die größtenteils während der Schwangerschaft mit Schwermetallen belastet wurden, insbesondere mit Quecksilber, das in den Amalgamzahnfüllungen der Mutter und in Zigaretten enthalten ist und die Plazentaschranke durchdringt. All dies wurde bereits vor mehreren Jahren durch Forschungsergebnisse in Norwegen nachgewiesen. Frauen mit Kinderwunsch wird daher empfohlen, sich schon mehr als ein Jahr vor der geplanten Schwangerschaft Amalgamfüllungen entfernen zu lassen und eine Chelat-Therapie oder zumindest eine Entgiftung durch Ausleitung der Schwermetalle durchzuführen!

Wirkungsvoll eingesetzt werden können hierfür beispielsweise DMPS (Dimercaptopropansulfonsäure) und DMSA (Dimercaptobernsteinsäure).

In jedem Fall sollten diese Substanzen nur unter strenger ärztlicher Aufsicht und auf Grundlage genauer Analysen eingenommen werden, da sie nicht nur Schwermetalle, sondern auch andere Metalle chelatisieren (binden). Vor ihrer Anwendung ist daher große Vorsicht geboten. Wir haben auch EDTA Ca-N (Calcium-Dinatrium-Ethylendiamintetraacetat), das Schwermetalle chelatisiert. Inzwischen werden auch homöopathische Verdünnungen von EDTA – unter der Bezeichnung Bio-Chelat – angeboten, die wirksam und weniger gefährlich sein können. Lassen Sie sich hierzu medizinisch beraten.

**Denn auch bei der Einnahme von Nahrungsergänzungsmitteln sind Vorsicht und ärztliche Überwachung geboten.**

Wir sehen, dass dieses Thema sehr komplex ist und mit größter Umsicht angegangen werden muss. Daher ist es zwingend notwendig, sich an Spezialisten zu wenden – sei es für eine mögliche Entfernung von Metallfüllungen oder für eine Chelat-Therapie zur Ausleitung der jeweiligen Metalle.

Dieses Thema ist also aus mehreren Gründen schwierig und heikel:

- Schwierigkeiten bei der Analyse und Bewertung der Intoxikationsrate,
- Schwierigkeiten bei der Interpretation der Analyseergebnisse,
- Analysen und Behandlungen, die oft nicht von Krankenversicherungen übernommen werden,

- wechselhaft auftretende Symptomvielfalt,
- unzureichende Anzahl an geeigneter Ausrüstung und entsprechend ausgebildetem, kompetentem Pflegepersonal,
- für die Chelat-Therapie verfügbare Produkte können mit wirklichen Risiken für die Patienten verbunden sein – daher ist eine strenge Überwachung notwendig,
- die Entfernung von Amalgamfüllungen ist stets herausfordernd,
- bis auf Einzelfälle existieren keine aussagekräftigen Behandlungsprotokolle,
- keine wirklichen Untersuchungen zur Verwendung von ausleitungsunterstützenden Mitteln und deren tatsächlicher Wirksamkeit,
- kaum Fortschritte in der kontinuierlichen Forschung zu diesem Thema.

Ich möchte Sie daher auf weiterführende Literatur verweisen, die sich mit all diesen Fragen eingehender befasst. Sehr interessant ist in diesem Zusammenhang auch die Tatsache, dass in Schweden seit 1. Juni 2009 Amalgamfüllungen als Zahnersatz verboten sind und man auch in Deutschland und Großbritannien – wie bereits erwähnt – beginnt, dieses Problem wirklich ernst zu nehmen. An dieser Stelle sei noch hinzugefügt, dass alles, was in diesem Kapitel beschrieben wird, derzeit Gegenstand von Laboruntersuchungen in Kanada, Schweden, Norwegen, der Schweiz und anderen Ländern ist. Aber man muss auch wissen, dass wir noch ganz am Anfang stehen. Aus diesem Grund und angesichts der Komplexität des Themas gibt es auch noch keine systematischen Behandlungsprotokolle.

Alles, was in diesem Buch erwähnt wird, soll daher eher als Orientierungshilfe verstanden werden denn als streng einzuhaltende Anleitung zum Handeln. Es sind also lediglich Denkansätze für mögliche weitere Untersuchungen.

## Schwermetalle und Ahnengedächtnis

Als Vertreterin der energetischen Zahnheilkunde möchte ich zunächst vorausschicken, dass die Tatsache, dass jemand Amalgamfüllungen im Mund hat, kein reiner Zufall ist. Tatsächlich kann ich aufgrund meiner beruflichen Erfahrung sagen, dass dies auf das Vorhandensein bedrückender Erinnerungen hindeutet, dass es auf einer bestimmten Ebene die Folge der Anhäufung ungelöster Familienerinnerungen ist. Prof. Klinghardt, ein amerikanischer Wissenschaftler, zeigt auf, dass zuerst die Energieblockaden, die aus ungelösten Konflikten resultieren, beseitigt werden müssen, um dann die Schwermetalle (darunter Quecksilber), die sich in Zellen und Körpergewebe angereichert haben, freisetzen zu können. Diese Giftstoffe aus seinem Körper zu entfernen, bedeutet jedoch auch, sich von der Vergangenheit zu befreien! Wir werden auf dieses Thema später noch tiefer eingehen.

Das zuvor Gesagte gilt im Übrigen für alle Schwermetalle, die man in Zahnaufbauten finden kann. An dieser Stelle möchte ich einen kurzen geschichtlichen Exkurs einschieben: In der griechischen Mythologie war es der Gott Hermes, der die Reisenden beschützte und die Seelen der Toten in die Unterwelt führte. Ihm gleichgesetzt wurde in der römischen Götterwelt Mercurius (eingedeutscht Merkur), der als Gott der Händler und Diebe verehrt wurde. Merkur gilt im Allgemeinen als Symbol für Kommunikation.

**Hinweis: Quecksilber (frz. *mercure*) blockiert Verdauungsenzyme, insbesondere an den Stellen, an die Kalzium gebunden werden soll, und verhindert so den Austausch auf Zellebene – ist das Zufall?**

Prof. Karl Reichelt vom Oslo University Hospital, ein Spezialist für Autismus, hat beispielsweise nachgewiesen, dass es einen Zusammenhang zwischen Autismus und Hyperaktivität bei Kindern und einer Vergiftung durch Schwermetalle, insbesondere Quecksilber (das während der Schwangerschaft die Plazentaschranke passiert) gibt. Hier liegt ebenfalls eine Störung der Kommunikation vor, allerdings auf einer anderen Ebene.

Auch in der Astrologie spielt Merkur eine große Rolle. Als schnellster Planet unseres Sonnensystems (abgesehen vom Mond) steht er für alles, was mit Beweglichkeit, Kommunikation und Austausch (Handel) zu tun hat. Aus diesen Tatsachen bestimmte Schlüsse in die eine oder andere Richtung zu ziehen, überlasse ich ganz Ihnen!

Das Entfernen von Amalgamfüllungen kann eine wahrhaftige innere Alchimie bedeuten, wenn wir es bewusst angehen: Dann verwandeln wir tatsächlich Blei in Gold! Das bedeutet aber auch, dass wir unser Erinnerungsgepäck, unser Karma und damit auch das unserer Familie erleichtern werden.

## Sonstige Metalle

Tatsächlich gibt es noch andere Metalle, die bei der Zahnrekonstruktion zum Einsatz kommen, etwa Nickel-Chrom, das häufig in Metallkronen zu finden ist. Wir wissen, dass Nickel hoch allergieauslösend ist und sogar krebserregend sein soll, vor allem für die Lunge. Generell ist der Ausschuss der IARC (Internationale Agentur für Krebsforschung) der Ansicht, dass die Implantation von metallischem Nickel als „wahrscheinlich krebserregend für den Menschen" einzustufen ist.

Aber nicht nur Nickel und Chrom sind in Zahnprothesen enthalten. Es gibt etwa 28 Metalle, die zum Einsatz kommen können, im Wesentlichen sind dies: Beryllium, Aluminium, Titan, Tantal, Mangan, Ruthenium, Gallium, Germanium, Eisen, Zink, Indium, Zinn, Molybdän, Kupfer, Palladium, Zirkonium, Rhodium, Iridium,

Platin, Silber und Gold. Beryllium zählt dabei zu den giftigsten Metallen – es hat das höchste Oxidations-Reduktions-Potenzial (kurz: Redoxpotenzial) und ist am anfälligsten für elektrogalvanische Effekte.

## Galvanischer Strom

Im Mund kann ein sogenannter „galvanischer Strom“ entstehen, der sich zwischen unterschiedlichen metallischen Zahnaufbauten bildet. Werden zwei verschiedene Metalle gleichzeitig in einen gemeinsamen Elektrolyten (hier: Speichel) getaucht, entsteht zwischen diesen beiden Metallen ein Unterschied im elektrischen Potenzial. Dieses Funktionsprinzip liegt einer Batterie zugrunde.

Zwischen diesen verschiedenen Legierungen können Ströme von mehr als 100 mV oder ein ionisierender elektrischer Stromfluss in der Größenordnung von Mikroampere auftreten. Dies kann lokale und lokoregionale Folgen haben, Entzündungen hervorrufen, Infektionskrankheiten durch Pilze (Candidose) begünstigen usw. Spezielle Geräte (z. B. VAD-2 USB) können diese Ströme messen und uns Auskunft darüber geben, in welcher Reihenfolge die Metalle am besten entfernt werden sollten (vom elektrisch am stärksten zum am schwächsten reagierenden). Für Redoxpotenziale von Metallen gibt eine eigene Skala. Aus dieser ergibt sich beispielsweise, dass man Gelbgold nicht mit anderen Metallen mischen sollte, da dies eine starke Elektrolyse verursachen würde.

Diese Ströme können vegetative Störungen wie Schwindel, Schlafstörungen, Tinnitus und Akkommodationsstörungen (Sehstörungen) usw. auslösen, da sie die Äste des *Nervus mandibularis* (Unterkiefernerv) durch elektrische Mikroentladungen sensibilisieren und damit auch den *Nervus trigeminus* (Trigeminus) reizen.

— 2 —

# Werkstoffe in der konservierenden Zahnheilkunde und zahnärztlichen Prothetik

**Diese Materialien sind mit großer Sorgfalt auszuwählen und sollten so wenig toxisch wie möglich sein:**

- Komposite: vorzugsweise sind ausgewählte Komposite zu verwenden, d. h. ohne niedermolekulare Comonomere wie TEGDMA oder HEMA, die unter anderem sehr allergieauslösend sind (siehe das Sortiment von Saremco).
- Keramikinlays und -onlays, die verklebt werden.
- Es gibt mittlerweile Vollkeramikkronen, auch als Zirkonkronen bezeichnet.
- Keramikkronen aus Gelbgold können eine Alternative darstellen. (Weißgold enthält nämlich nur sehr wenig Gold, daher ist es nicht empfehlenswert, dieses zu verwenden.)
- Glasionomere sind ebenfalls zu empfehlen.

- Für Zahnspangen gibt es Kunststoffqualitäten, die nicht allergieauslösend sind.
- Bei Klebstoffen, Versiegelungszementen und Präparaten zum Kleben sollten ausschließlich Produkte ohne niedermolekulare Comonomere eingesetzt werden.
- Natürlich können bei Bedarf Isotherapeutika – homöopathische Präparate – von jedem toxischen Material, das entfernt wird, verabreicht werden.

– 3 –

# Die Qual der Wahl: Zahnprothese, Implantat oder Brücke?

**Das ist ein sehr weites Feld und hierbei sind zahlreiche Faktoren zu berücksichtigen.**

Ausgangssituation ist der Zahnverlust bei einem Patienten oder einer Patientin, ein Zahn muss oder mehrere fehlende Zähne müssen ersetzt werden.

Hierbei ist das **Alter der Betroffenen entscheidend**. Das Einsetzen eines Implantats ist bei einem älteren Menschen riskanter als bei einem jüngeren. Es gibt jedoch bei älteren Menschen Fälle von vollständigem Zahnverlust (wenn kein einziger Zahn mehr im Mund vorhanden ist), bei denen ein kompletter Kieferknochenschwund vorliegt und somit keinerlei ausreichende Knochensubstanz mehr vorhanden ist für einen Zahnersatz wie Prothesen. In diesem Fall gibt es nur eine Lösung, um dem Zahnersatz einen Halt zu ermöglichen: Implantate.

**Der Zustand der *Substantia corticalis*** (kurz: Kortikalis oder Knochenrinde) muss ebenfalls berücksichtigt werden – und zwar unabhängig vom Alter –, sprich die Stärke der Kieferknochen usw.

Auch die **Lage der zu ersetzenden Zähne** ist für unsere Wahl wichtig, um beispielsweise die Ästhetik wiederherzustellen oder um im Seitenzahnbereich wieder richtig kauen zu können.

Ebenfalls ist die **Anzahl der fehlenden Zähne** ein Kriterium bei den Überlegungen.

Darüber hinaus muss der **Zustand der Nachbarzähne** (also die Zähne, welche die durch die fehlenden Zähne entstandene Lücke begrenzen) berücksichtigt werden. Wenn beispielsweise auf einer Seite die Backenzähne fehlen, aber noch beide Prämolaren (Seitenzähne) vorhanden sind, ist es wichtig, deren Zustand zu analysieren. Selbst wenn sie in schlechtem Zustand sind, können sie als Stützbasis dienen, um einen zusätzlichen Molaren (Backenzahn) hinzuzufügen, für den sie ebenfalls als Pfeiler dienen können. Man spricht in diesem Fall von „Extensionsbrücken“, die absolut zweckdienlich sind.

Die **Nähe zu Nerven** und den Nasennebenhöhlen sollte bei der Auswahl ebenfalls berücksichtigt werden.

Auch ist natürlich der **Allgemeinzustand** der Patientin oder des Patienten maßgeblich.

Für eine zuverlässige Diagnose sind spezielle Untersuchungen unerlässlich, z. B. eine Computertomographie (CT).

Wie man leicht erkennt, gilt es zahlreiche Kriterien zu berücksichtigen – übrigens noch viele mehr als die hier genannten –, bevor die Entscheidung zugunsten eines Implantats getroffen werden kann. Man muss sich dabei bewusst sein, dass Implantate in das Knochengewebe des Kiefers eingeschraubt werden, sodass sie je nach ihrer Position auf den Akupunkturmeridianen platziert werden. Es ist wichtig zu wissen, dass es mittlerweile auch Implantate aus Zirkon gibt. In jedem Fall empfehle ich, die einfachste und am wenigsten traumatische Variante zu wählen. Sollte die Entscheidung pro Implantat fallen, sollte das Einsetzen auf jeden Fall durch einen Spezialisten erfolgen.

— 4 —

# Zahnloge

Grundlegend muss man berücksichtigen, dass ein Zahn nicht isoliert existiert, man spricht daher von einer sogenannten „Zahnloge“, die den eigentlichen Zahn und das ihn umgebende Stützgewebe, das Parodontalligament, die Zahnwurzelhaut (Desmodont), den Zahnfleischbereich mit der angrenzenden Schleimhaut usw. umfasst. Wir können daher mit Fug und Recht von einem echten Zahnorgan sprechen, das seine eigene Energie ausstrahlt.

ZAHNLOGE

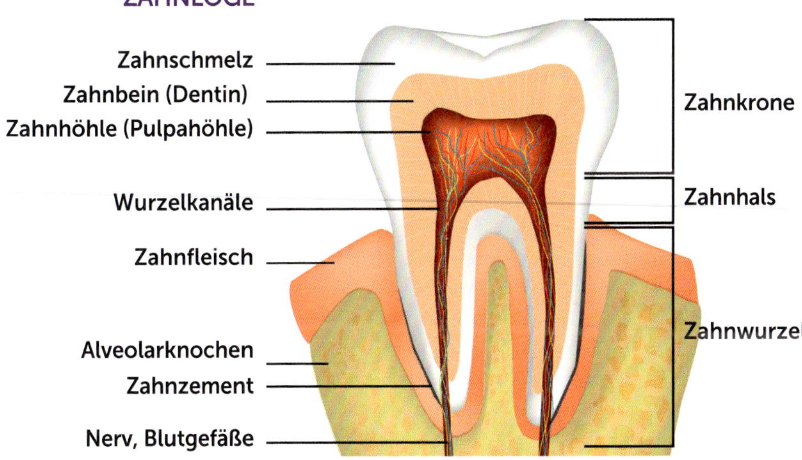

Bei osteopathischen Untersuchungen ist es mitunter erforderlich, einen Zahn zu „entwringen“, um dessen Zahnloge wieder Bewegung zu verleihen, zum Beispiel nach einer Zahnextraktion, da dieses Vorgehen für die Zahnloge und die entsprechende Körperregion zu Beeinträchtigungen führen kann. In diesem Zusammenhang spricht man auch von **Zahnreflexologie** (Zahn-Organ-Beziehungen).

Das Auftragen bestimmter ätherischer Öle – wie Lavendel-, Teebaum- oder Lorbeeröl – wirkt möglicherweise unterstützend bei der Harmonisierung dieser energetischen Zahnloge. Die lokale Mikroinjektion von gereinigtem Meerwasser (z. B. Quinton) in bestimmte Punkte kann helfen, Energiebarrieren zu beseitigen.

— 5 —

# Zähne, Organe und Akupunkturmeridiane

**Prinzipiell muss man wissen, dass Zähne über die verschiedenen Akupunkturmeridiane, die durch sie verlaufen, in ständiger Wechselwirkung mit den Organen – oder sogar mit den großen Körpersystemen – stehen.**

So sehen wir in der Abbildung auf der folgenden Doppelseite die folgenden Zahn-Organ-Beziehungen:

- die Front-Eckzahn-Gruppe mit dem Urogenitalsystem (Harn- und Geschlechtsapparat),
- die Eckzähne mit Leber und Gallenblase,
- die oberen Prämolaren mit Lunge und Dickdarm,
- die unteren Prämolaren eher mit Magen, Milz und Bauchspeicheldrüse,
- die oberen Molaren mit Magen und Bauchspeicheldrüse,
- die Weisheitszähne mit Herzmeridian, Herzmeister (Perikard oder Herzbeutel) und Dreifach-Erwärmer.

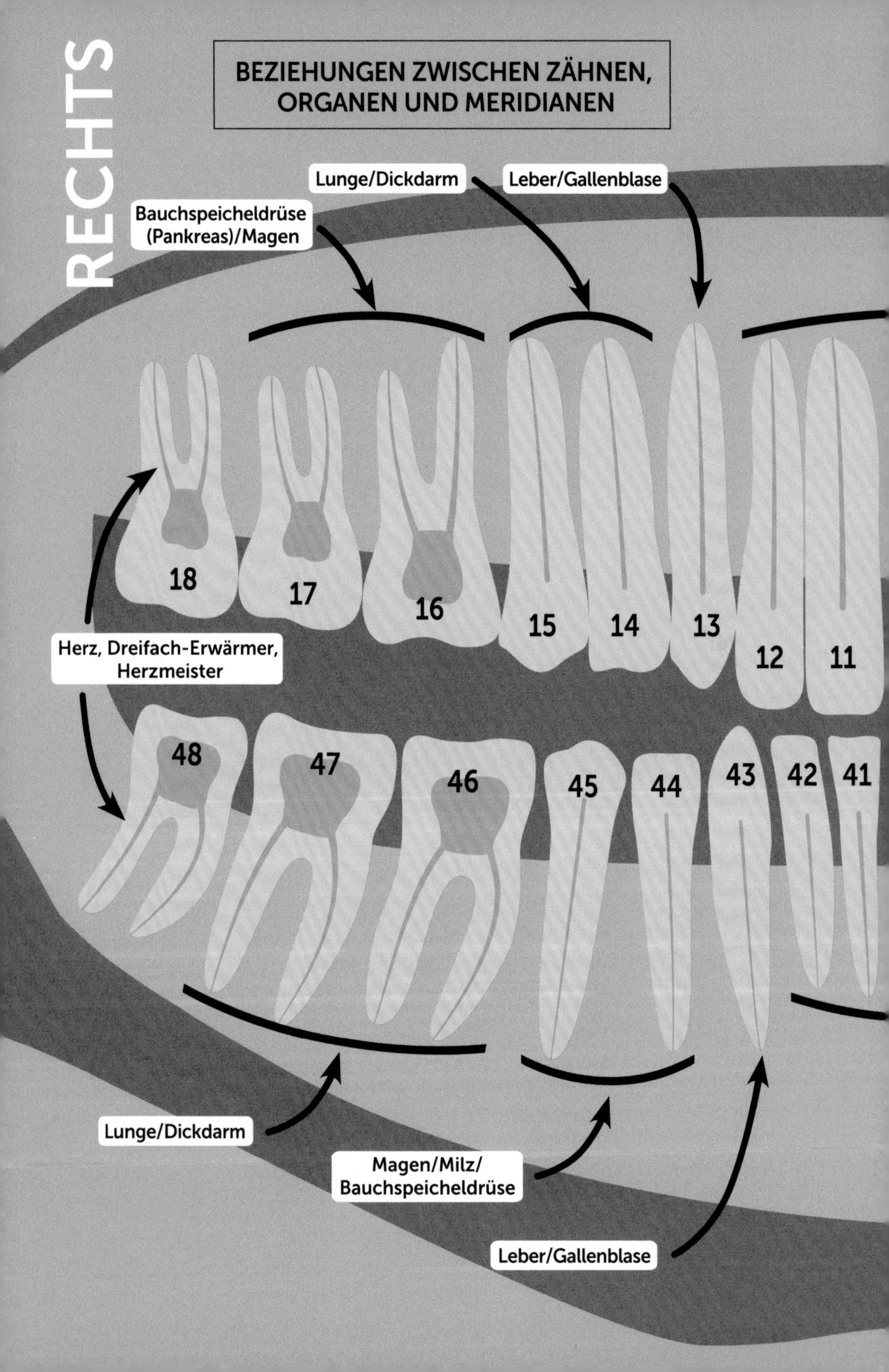
RECHTS
BEZIEHUNGEN ZWISCHEN ZÄHNEN, ORGANEN UND MERIDIANEN
Lunge/Dickdarm
Leber/Gallenblase
Bauchspeicheldrüse (Pankreas)/Magen
18
17
16
15
14
13
12
11
Herz, Dreifach-Erwärmer, Herzmeister
48
47
46
45
44
43
42
41
Lunge/Dickdarm
Magen/Milz/ Bauchspeicheldrüse
Leber/Gallenblase

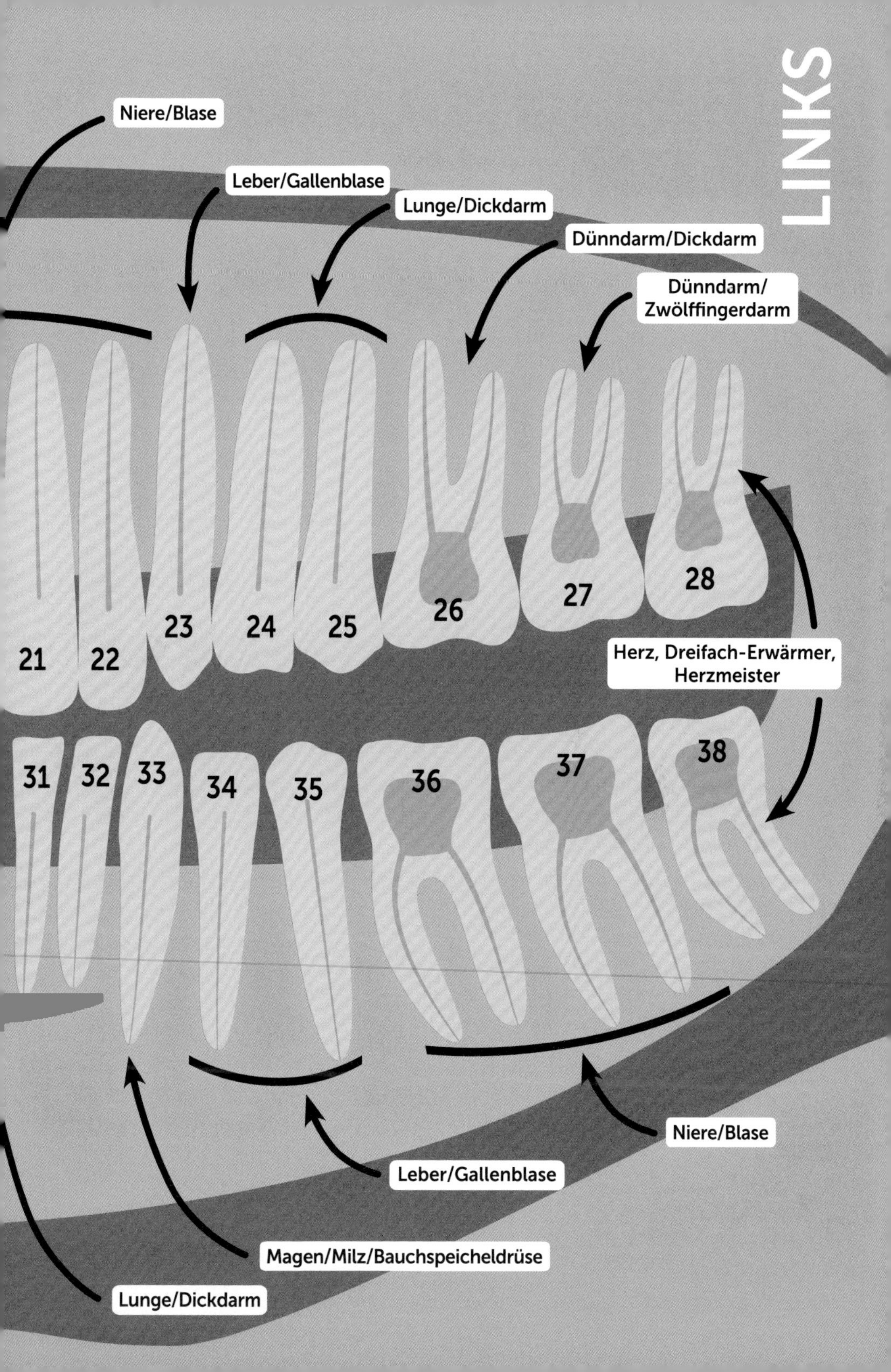
LINKS
Niere/Blase
Leber/Gallenblase
Lunge/Dickdarm
Dünndarm/Dickdarm
Dünndarm/
Zwölffingerdarm
21
22
23
24
25
26
27
28
Herz, Dreifach-Erwärmer,
Herzmeister
31
32
33
34
35
36
37
38
Niere/Blase
Leber/Gallenblase
Magen/Milz/Bauchspeicheldrüse
Lunge/Dickdarm

Ich empfehle Ihnen speziell auf dieser Ebene des Decodierens die Arbeiten von Dr. Albert Roths, der diese Themen intensiv behandelt hat.

Die Beziehung zwischen Zähnen, Organen und Meridianen kann zum Beispiel mithilfe der Kirlianfotografie veranschaulicht werden. Damit lässt sich die Energieabstrahlung von Händen und Füßen sichtbar machen, die den Verläufen der Akupunkturmeridiane entspricht. Einige Autoren konnten nachweisen, dass die verschiedenen energetischen Zahnlogen mit diesem Verfahren an ganz präzisen Stellen der Hände und Füße abgebildet werden können.

Ich möchte allerdings darauf hinweisen, dass ein kariöser oder devitalisierter Zahn nicht gleichbedeutend damit ist, dass das ihm zugeordnete Organ eine Dysfunktion aufweist. Ebenso wenig führt ein gestörtes Organ oder ein beeinträchtigter Körperbereich systematisch zu einer Schädigung des entsprechenden Zahns oder der entsprechenden Zahngruppe.

In diesem Kontext ist der Begriff „Chronifizierung“ wichtig. Dauert die Krankheit länger an, ist es wahrscheinlicher, dass der zugeordnete Zahn reagiert und sich durch Karies und Schmerzen ausdrückt und umgekehrt. Dies sollte als Warnsignal des Körpers verstanden werden, damit wir uns eines Problems bewusstwerden – das sich später als ein generelles erweisen kann –, wenn wir den Kopf in den Sand stecken und eine noch unterschwellige Fehlfunktion verleugnen. Diese kann z. B. psychoemotionaler Natur sein.

*Für eine Diagnose ist die Herstellung dieser Verbindungen von großem Interesse.*

Man kann dies gut mit einem Stromkreis vergleichen, bei dem eine Sicherung herausspringt: Oft reicht es nicht aus, einfach nur diese Sicherung auszutauschen. Es muss auch ein Fachmann hinzugezogen werden, der die Ursache des elektrischen Fehlers ermittelt.

Einige Autoren, darunter Dr. Dominique Bourdin, vertreten die Auffassung, dass die Dysfunktion eines Organs oder eines Systems der Schädigung der Zähne vorausgeht und nicht umgekehrt. Er ist sogar der Meinung, dass diese organischen Funktionsstörungen auf Erkrankungen, auf nicht oder ungenügend artikulierte psychoemotionale Störungen zurückzuführen sind. Auch ich tendiere zu dieser Richtung.

– 6 –

# Gebiss, Körperhaltung und Zahnokklusion

**Die menschliche Körperhaltung ist generell eng mit der Zahnokklusion verbunden.**

Tatsächlich beeinflusst die Art und Weise, wie die Zähne ineinandergreifen, ganz entscheidend die Körperhaltung. Osteopathen können ein Lied davon singen. Die Zähne müssen in sogenannten Okklusionskurven – Spee-Kurve und Wilson-Kurve – positioniert werden und perfekt ineinandergreifen. Mit anderen Worten: Die oberen Zähne müssen sehr genau mit den unteren Zähnen in Kontakt kommen, was jedoch nicht immer der Fall ist.

Zahnfehlstellungen verursachen, wenn der bzw. die betreffenden Zähne mit ihren Antagonisten (Gegenzähnen) nicht korrekt ineinandergreifen, krankhafte Fernwirkungen.

## Probleme durch Über- und Unterbiss

Mitunter reicht ein zu starker Kontaktpunkt aus, um das gesamte Gleichgewicht und die gesamte Haltung zu stören. Oder eine Krone, eine Brücke, deren Höhe nicht stimmt usw. Und umgekehrt, wenn ein Zahn seinen Antagonisten nicht ausreichend berührt,

WILSON-KURVE

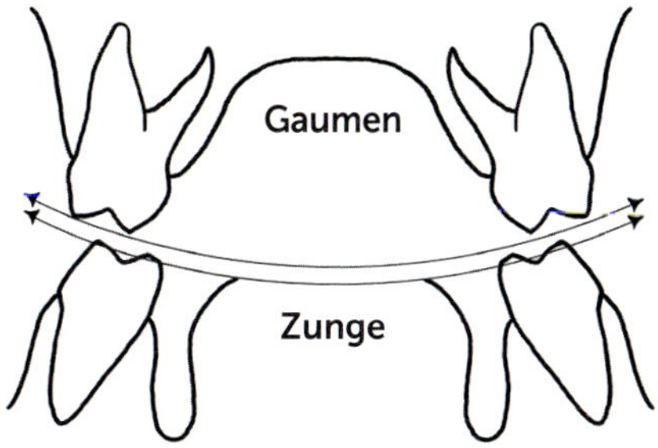


SPEE-KURVE

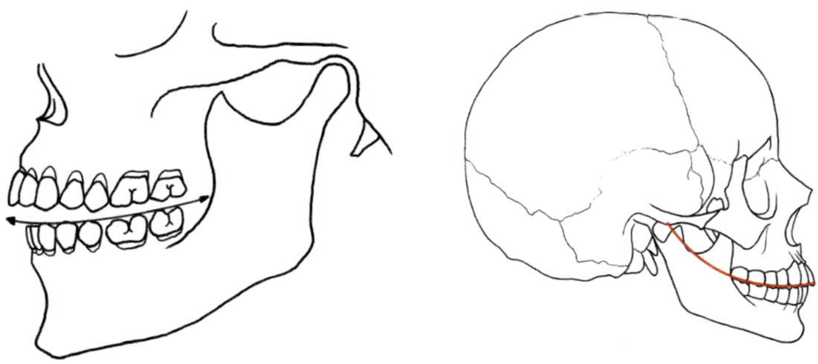

kann dies ebenfalls das gesamte Körperhaltungssystem negativ beeinflussen.

## Fehlzähne

Auch das Fehlen dieses Kontakts – bei einem Zahn oder mehreren Zähnen – verursacht perspektivisch Haltungsschäden. Bei einer Zahnlücke fehlt für den jeweiligen Antagonisten der notwendige Kontakt und auch das kann zu einem Ungleichgewicht führen. In jedem Fall kann dies über kurz oder lang Beschwerden in weiter entfernt liegenden Gelenken – bis hin zu den Knien oder gar Knöcheln – auslösen. Aber auch näherliegende Regionen, etwa der

Halswirbelbereich und die Schultern, können von Schmerzsymptomen betroffen sein.

Ursache dafür ist, dass diese Malokklusion (abweichende Kontaktverhältnisse zwischen den Zähnen des Unter- und Oberkiefers) mit der Zeit die wichtigste Achse des Körpers beeinträchtigen wird: die Kiefergelenkachse und damit das neuromuskuläre System. Dadurch entsteht tatsächlich ein lokaler neuromuskulärer Stress, der sich über dasselbe System – die Kiefergelenke (TMG) – nach und nach in der gesamten Körperhaltung niederschlägt. Daher ist es so wichtig, die Okklusion (Biss) gründlich zu untersuchen und wenn notwendig in Zusammenarbeit mit einem Osteopathen oder Posturologen, eventuell sogar mit einem Podologen, zu verbessern.

Gegebenenfalls muss jedoch auch durch einen Zahnarzt eine **Korrektur der Okklusion** vorgenommen werden. Hierbei werden nach einer vorherigen, sehr sorgfältigen Untersuchung die zu stark hervorstehenden Kontaktpunkte ganz leicht abgeschliffen. In manchen Fällen müssen Zahnprothesen oder Kronen, die zu Beeinträchtigungen führen, nachgearbeitet oder sogar ausgetauscht werden. In anderen Fällen sind diese Korrekturen jedoch nicht ausreichend oder nicht möglich, sodass man auf Aufbissschienen (Okklusionsschienen) zurückgreifen muss.

## Aufbissschienen

Aufbissschienen werden verwendet, um das Kiefergelenk zu entlasten und es ruhig zu stellen. Es handelt sich dabei um an den Zahnbogen angepasste prothesenähnliche Auflagen, die in der Regel auf die Unterkieferzähne geklippt werden. Einige Modelle sind auch für den Oberkiefer einsetzbar. Sie werden vor allem nachts getragen.

AUFBISSSCHIENE

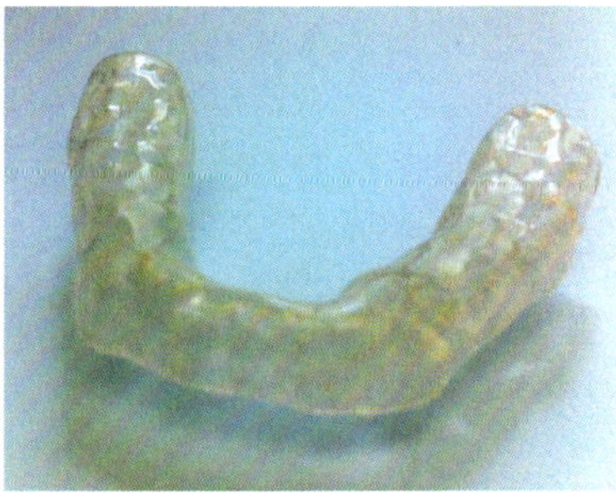

AUFBISSSCHIENE AUF UNTERKIEFER

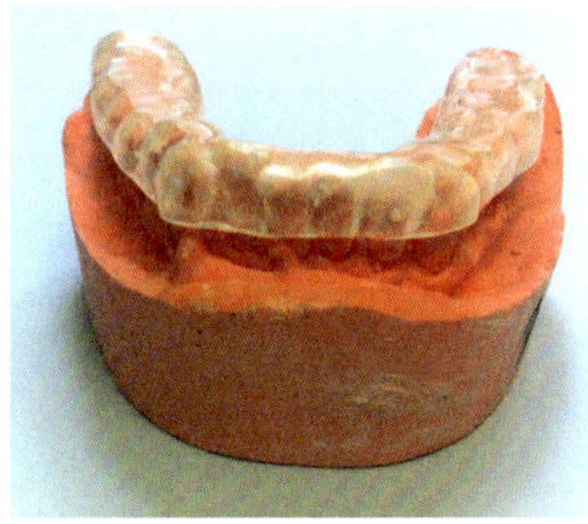

**Es gibt verschiedene Arten von Aufbissschienen:**

- posturale Schienen,
- Schienen zum Schutz gegen Zähneknirschen (Bruxismus), sogenannte Knirscherschienen, und andere.

Bei Kiefergelenkproblemen ist es erforderlich, sich die Zahnokklusion (Biss der Zähne) genau anzusehen und gegebenenfalls auf diese Schienen zurückgreifen, vor allem dann, wenn es beim Öffnen und Schließen des Kiefers knackt, knirscht oder zu Schmerzen kommt. Bei Ohrgeräuschen wie Pfeifen, Klingeln bis hin zu Tinnitus wird ebenfalls die Bisslage zwischen Ober- und Unterkiefer untersucht. Stellt sich dabei heraus, dass diese Geräusche kaufunktionell bedingt sind, stellen Aufbissschienen das therapeutische Mittel der Wahl dar.

Für Patienten, die mit den Zähnen knirschen, bringen die Schienen ebenfalls eine große Entlastung, verbunden mit besserer Schlafqualität. So profitiert auch der Partner davon! Selbst bei Fibromyalgie-Patienten sollte eine detaillierte Untersuchung des Zahnbisses in Erwägung gezogen werden. Natürlich werden in diesen Fällen auch die verschiedenen Legierungen im Mund genau untersucht, die einen galvanischen Strom erzeugen und so Entzündungen und Fernstörungen verursachen können.

Die Entscheidung für eine bestimmte Schiene erfolgt nach einer gründlichen Untersuchung des Bisses, gegebenenfalls einer kephalometrischen Analyse, einer Panoramaröntgenaufnahme sowie unter Berücksichtigung einer gründlichen Haltungsdiagnostik. Mithilfe dieser Schienen ist es möglich, verschiedene Beschwerden zu lindern oder sogar vollständig zu beseitigen.

**Ziele der Schienentherapie:**

- Neuausrichtung der Körperhaltung (posturale Rezentrierung),
- Wiederherstellung der korrekten Unterkieferfunktion, d.h. Beseitigung von Knacken und Knirschen des Kiefergelenks, Tinnitus usw.,
- neuromuskuläre Ruhigstellung,
- bei Bruxismus (Zähneknirschen): Schutz der Zähne, da es andernfalls zu einer Abnutzung des Zahnschmelzes – vor allem der hinteren Zähne – kommt, was zu einem okklusalen und folglich auch posturalen Ungleichgewicht (Ungleichgewicht beim Zahnbiss und bei der Körperhaltung) führt.

Bereits auf dieser Ebene der Beschäftigung mit dem Thema wird klar, wie alles im Körper miteinander verbunden ist. Wir werden im weiteren Verlauf sehen, dass diese Schienen auch bei der Arbeit an der **Befreiung von Erinnerungen** sehr nützlich sein können, da dies oft mit einer Neuausrichtung des Unterkiefers und des Körpers auf physischer Ebene einhergehen muss.*

* Zu diesem Thema empfehle ich Ihnen ein sehr gutes Buch (nicht auf Deutsch erschienen): Clauzade, M. A. und B. Darraillans: *Concept ostéopathique de l'occlusion*, SEOO 2000.

**OKKLUSALE DYSFUNKTION**

**Okklusionsstörung**

↓

**Kraniomandibuläre Dysfunktion (Fehlregulationen der Muskel- oder Gelenkfunktion der Kiefergelenke)**

↓

**Haltungsstörungen**

➡ **Verlust der korrekten vertikalen Körperhaltung**

## Zahnokklusion und Funktionsstörungen des Darms

Wie wir gerade gesehen haben, führen Bissstörungen zu Beeinträchtigungen der Kiefergelenkachse – einem wirklich wichtigen System im Körper. Osteopathen begegnen diesem Problem sehr häufig. Neueste Forschungsergebnisse zeigen außerdem – siehe dazu die Arbeiten von Dr. Tadeusz Nawrocki –, dass diese okklusalen Dysfunktionen über die durch sie verursachten Kiefergelenkprobleme ein Ungleichgewicht im Ökosystem des Darms verursachen könnten. Diese Dysbalancen wiederum könnten die Synthese der Substanz P – einem chemischen Neurotransmitter (Botenstoff) – anregen, was sich auf genetischer Ebene auswirken würde, insbesondere auf das bereits erwähnte HLA-System (Humanes Leukozytenantigen-System), indem Allele (Genvarianten) aktiviert werden, die für bestimmte Krankheiten, wie das Leaky-Gut-Syndrom (Barrierestörung der Darmschleimhaut), verantwortlich sind. Ein Ansatz, den es weiter zu verfolgen gilt.

— 7 —

# Zahnmedizin und uns zur Verfügung stehende natürliche Heilmittel

**Oftmals müssen therapiebegleitende Maßnahmen verordnet werden, um entweder den kariösen Prozess, Entzündungen, die Demineralisierung oder sogar Infektionen und Zysten einzudämmen …**

… oder, was sogar noch wichtiger ist, um den Darm wieder in den Griff zu bekommen (z. B. durch die Gabe von geeigneten Probiotika und Glutamin) und die Leber und Nieren zu entgiften. Denn inzwischen wissen wir, dass der Zustand der Zähne – und insbesondere die mukogingivale Situation, sprich der Zustand des Stützgewebes der Zähne – ein Spiegelbild des Darmzustands ist. Und tatsächlich steht der Zustand der Zahnfleischgesundheit und des Zahnhaltegewebes in direktem Zusammenhang mit der Funktionstüchtigkeit des Darms und insbesondere mit der Integrität der Darmbarriere.

Um dies zu erreichen, steht uns eine Reihe von ganzheitlichen therapeutischen Instrumenten zur Verfügung. Dazu gehören Homöopathie, Gemmotherapie, Naturheilkunde, Oligotherapie,

Mikronährstofftherapie, Aromatherapie, anthroposophische Medizin und Phytotherapie.

## Homöopathie

Bei akuten Schmerzen, Infektionen und nach Operationen ist diese Behandlungsmethode äußerst hilfreich, wir setzen in unserem täglichen Praxisalltag beispielsweise *China officinalis, Mercurius solubilis, Belladonna, Arsenicum album, Pyrogenium, Hepar sulfuris, Arnica montana, Hekla lava, Symphytum* ein.*

Auch die sogenannte **unikistische** Homöopathie, deren Ziel es ist, das absolut spezifische, sprich individuelle Arzneimittel für den einzelnen Patienten – das Similimum – zu finden, ist essenziell, will man dauerhafte Ergebnisse erzielen, so z. B. bei Parodontitis, Parodontose, bei Problemen mit Polykaries, Multizysten oder wiederholten Abszessen. Auf diesem Gebiet ist die Schrift von William Cullen: *Abhandlung über die Materia Medika*, übersetzt und mit Anmerkungen versehen von Samuel Hahnemann, ein absolutes Muss.

Darüber hinaus ist die homöopathische Behandlung mit **Isotherapeutika** ebenfalls ein sehr interessanter Ansatz für die Ausleitung von Zahnanästhetika, Füllpasten, Amalgamspeicher, bestimmten Kompositmaterialien usw.

## Gemmotherapie

Die Gemmotherapie, darunter versteht man das sanfte Heilen mit Knospen und Wurzelspitzen, stellt ebenfalls eine sehr wertvolle

---

* Für Leserinnen und Leser mit Französischkenntnissen sind folgende Bücher interessant (nicht auf Deutsch erschienen): Debard, Samuel: *Précis pratique d'homéopathie bucco-dentaire*, Roger Jollois, 1999; Vincent, Georges und Sylviane Vincent: *Homéopathie et pathologie buccodentaire*, Éd. Similia, 1996; Quemoun, Albert-Claude und Sophie Pensa: *Ma Bible de l'homéopathie*, Leduc., 2019.

Behandlungsmöglichkeit dar, so z. B. bei Entzündungen mit *Ribes nigrum* (Schwarze Johannisbeerknospen) und zur Knochenstärkung mit *Quercus robur* (Stieleiche) usw. Sie unterstützt auch bei der Behandlung von Verdauungs- und Kreislaufproblemen.*

## Naturheilkunde

In diesem Bereich kommt der Naturheilkunde eine ganz besondere Bedeutung zu. Häufig wird es um Ernährungskorrekturen gehen, um das Gebiss gesund zu erhalten, insbesondere bei parodontaler Schädigung.

*Eure Nahrungsmittel sollen eure Heilmittel sein ...*

*– Hippokrates –*

Ich habe eine Basisdiät entwickelt, die für gesunde Zähne sorgt. Diese Ernährungsumstellung muss natürlich an die individuellen Bedürfnisse jedes Einzelnen und an eventuell vorliegende allgemeine Erkrankungen angepasst werden.

## Oligotherapie

Eine oligotherapeutische Behandlung – also die Verabreichung von kleinsten Mengen von Spurenelementen – kann notwendig sein, um gestörte Stoffwechselfunktionen des Körpers zu korrigieren und einer Demineralisierung vorzubeugen bzw. diese abzumildern. Magnesium, Silizium und Kupfer sind beispielsweise bei Infektionen angeraten. Die Verschreibung von Meerwasser ist auch bei Zahnwanderungen sehr hilfreich. Hier empfehle ich Quinton-Serum, je nach Fall isotonisch oder hypertonisch. Auch Zink, das an zahlreichen enzymatischen Prozessen beteiligt ist, erweist sich als

* Andrianne, Philippe: *Traité de gemmothérapie: la thérapeutique par les bourgeons*, Amyris, 2011 (nicht auf Deutsch erhältlich)

sehr nützlich. Organisches Silizium ist außerdem sehr effektiv für die Remineralisierung.

## Mikronährstofftherapie

In manchen Fällen kann die Verwendung von Multivitaminkomplexen zweckdienlich sein. Es ist jedoch wichtig, die Wirksamkeit und Qualität der Präparate genau zu überprüfen und vertrauenswürdige Hersteller auszuwählen.

## Die Aromatherapie

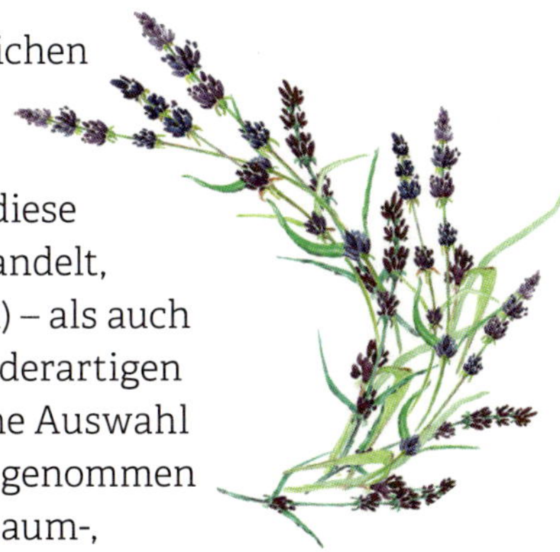

Die Aromatherapie ist aus der zahnärztlichen Praxis nicht mehr wegzudenken. Sie wird sowohl lokal – z. B. bei Verbänden, Wurzelbehandlungen (denn oft werden diese mit nicht gerade ungiftigen Mitteln behandelt, die dann jahrelang im Körper verbleiben) – als auch systemisch angewendet (wobei man bei derartigen Verschreibungen mit großer Vorsicht eine Auswahl treffen muss, da es Öle gibt, die nicht eingenommen werden dürfen). Ätherische Öle wie Teebaum-, Lavendel-, Nelken-, Thymian- und Lorbeeröl sowie zahlreiche andere sind in diesem Zusammenhang wertvolle Verbündete.

## Anthroposophische Medizin

Die anthroposophische Medizin wird insbesondere bei parodontalen Beschwerden mit Magistralrezepturen erfolgreich eingesetzt – beispielsweise die Präparate Nr. 372 und 824 von Weleda –, die unter anderem homöopathische Verdünnungen von *Mandibula (feti)* und *Maxilla (feti)* enthalten. Aber auch bei empfindlichen Zahnhälsen bietet sie mit den Zinn-Verdünnungen eine wirksame Behandlung. Diese Medizin beeindruckt durch ihre enorme Bandbreite an

Therapieformen und berücksichtigt mehrere Ebenen des Individuums (Leib, Lebenskräfte, Gefühle, Persönlichkeit – sie bilden die vier „Wesensglieder" des Menschen).*

## Phytotherapie

Diese Therapieart (Behandlung mit Heilpflanzen-Zubereitungen, sogenannte Phytopharmaka) liefert uns ebenfalls positive Resultate, z. B. für die Remineralisierung des Körpers; hierfür kommen Ampullen mit Schachtelhalm und Brennnesselextrakt zum Einsatz. Zur Entgiftung der Ausscheidungsorgane eignen sich Schwarzer Winter-Rettich, Artischocke, Mariendistel und Kurkuma. Bei entzündlichen Prozessen hat sich Lapacho (mit Kurkuma und Echtem Mädesüß) bewährt. Propolis wird erfolgreich zur Behandlung verschiedener Krankheiten eingesetzt, u. a. bei infektiösen Prozessen, wo es lokal auf die entsprechende Stelle auftragen wird. Auch die Verwendung von Frischpflanzenextrakten – oder kurz SPE (Standardisierte Frischpflanzenextrakte) genannt – führt zu guten Ergebnissen. All diese Bereiche müssen noch weiter erforscht werden und sind jeweils Gegenstand spezifischer Studien.

* Zur Vertiefung empfiehlt sich (für französischsprachige Leserinnen und Leser) der Titel von Coutris, Olivier: *Médecine dentaire et Anthroposophie*, Éditions Médico-Pharmaceutiques Raphaël, 2004.

– 8 –

# Naturheilkundliche Empfehlungen zur Behandlung der häufigsten Beschwerden

## Karies

Zur Remineralisierung des Körpers sollten z. B. Meeresmagnesium und organisches Silizium oder Ampullen mit Meerwasser vom Typ Quinton in Betracht gezogen werden. Bei Kindern können Komplexmittel – wie Rexorubia von Lehning oder die Aufbaukalke 1 und 2 von Weleda – sinnvoll sein.

Wird eine Darmentzündung vermutet, die eine Demineralisierung verursachen könnte, sollten geeignete Prä- und Probiotika gegeben werden. Wenn nötig, sollte die Darmbarriere bei der Regeneration unterstützt werden, etwa mit Boswellia und Glutamin. In manchen Fällen ist auch eine Darmreinigung zur Parasiten-Ausleitung erforderlich (nach einer Analyse der Darmflora des Patienten). Alle Maßnahmen hängen vom jeweiligen Grad des Kariesbefalls ab.

Je nach Lage der Karies am Zahn oder an den Zähnen können folgende homöopathische Mittel verschrieben werden:

- bei Zahnhalskaries: z. B. *Silicea*
- bei Kauflächenkaries: *Calcium Phosphoricum*, *Staphysagria* oder *Mercurius solubilis*
- bei Zahnzwischenraumkaries (Approximalkaries): *Natrium muriaticum*

All dies sind jedoch nur Denkansätze für mögliche weitere Untersuchungen. Bei jedem einzelnen Patienten ist eine gründliche Befragung erforderlich, um das homöopathische Terrain des jeweiligen Menschen zu erkennen. In jedem Fall müssen die Betroffenen ihren Zuckerkonsum reduzieren oder gänzlich einstellen. Auf lokaler Ebene ist auch die Mundhygiene zu überprüfen. Neben einer geeigneten Zahnpasta (z. B. Meswak) können auch Mundspülungen und ätherische Öle (z. B. Teebaum) verschrieben werden. Die Zähne sollen mit einer geeigneten Zahnbürste gründlich geputzt und ergänzend sollten Interdentalbürsten oder Zahnseide verwendet werden. Häufig werden auch eine oder mehrere Zahnsteinentfernungen (professionelle Zahnreinigungen) angeraten.

## Gingivitis

### Allgemeine Behandlungsmöglichkeiten

Entzündungshemmend wirken z. B. Lapacho und Glycerinmazerat aus *Ribes nigrum* (Knospen der Schwarzen Johannisbeere). Auf homöopathischer Therapieebene wird man mit *Mercurius solubilis* und *Belladonna* Erfolge erzielen. *Arsenicum album* kann auch sehr hilfreich sein – hier kommt es auf den Patiententypus und dessen Terrain an. Auch in diesem Fall gilt es, das homöopathische Terrain des jeweiligen Patienten zu ermitteln und ihm sein individuelles

Arzneimittel – sein sogenanntes *Similimum* – zu verschreiben. Systemisch verabreichte Propolis wirkt ebenfalls sehr gut (wählen Sie in jedem Fall hochdosierte und hochwertige Propolis).

## Lokal angewandte Therapiemöglichkeiten

Zahnfleischbalsam und flüssige Propolis, etwa von Weleda, sind hier empfehlenswert. Ätherische Öle, die in Pflanzenöl (z. B. Oliven-, Wildrosenöl) verdünnt werden, wie Teebaum-, Gewürznelken- oder Lorbeeröl, führen zu guten Ergebnissen (keine Verordnung für Schwangere). Man verdünnt hierfür einen Tropfen in der Basis und trägt dies zweimal täglich auf das Zahnfleisch auf.

Mundspülungen wie die Urtinkturen von *Calendula* (Ringelblume), *Echinacea* (Sonnenhut), *Phytollacca* (Kermesbeeren) oder Komplexmittel wie die Zahnpasta Homéodent oder das Mund- und Zahngel Buccarom – alles in Apotheken erhältlich – ergänzen die Behandlung und sollten nach einer Zahnsteinentfernung oder Kürettage verschrieben werden. Auch Tonerde in Salbenform – wenn gewünscht, kann diese noch mit ausgewählten ätherischen Ölen versetzt werden – ist heilend. Mundspülungen mit Grapefruitextrakt können ebenfalls eine Besserung bringen. Kolloidale Silberlösungen sind aufgrund ihrer stark antiseptischen und beruhigenden Wirkung interessant. Natürlich gibt es noch weitere Präparate, die man jedoch immer an die konkrete Patientensituation anpassen muss.

Im Falle einer Gingivitis müssen eine oder mehrere Zahnsteinentfernungen durchgeführt und die Ätiologie (Ursache oder Auslöser) gefunden werden, die ursächlich für diese Erkrankung ist. Die zu verschreibende Medikation richtet sich ebenfalls nach der Art der Gingivitis. Mit dem Patienten oder der Patientin sind darüber hinaus notwendige Ernährungsumstellungen zu besprechen, um dauerhafte Ergebnisse zu erzielen.

## Aphten

Sind diese nicht auf den Verzehr von schlecht gewaschenem Obst oder Gemüse zurückzuführen, sollte man sich den Funktionszustand von Leber und Darm näher anschauen, da Aphten häufig mit einer Fehlfunktion dieser Organe zusammenhängen. In diesem Fall ist die Verschreibung eines Mittels zur Entgiftung, beispielsweise *Desmodium*, angeraten. Homöopathisch kann Borax und – wenn nötig – *Nux vomica* für eine tiefgründigere Ausleitung (vor allem bei beruflich sehr gestressten Patienten) gegeben werden.

**Terrainabhängig können außerdem die folgenden Grundmittel verordnet werden:**

- Psorisches Terrain: *Nux vomica, Lycopodium, Sulfur*
- Sykotisches Terrain: *Thuya, Lachesis*
- Luetisches Terrain: *Mercurius solubilis, Mercurius corrosivus*
- Tuberkulinisches Terrain: *Natrium muriaticum, Arsenicum album, Phosphorus*

**Aphten** sind nach wie vor schwer zu behandeln, insbesondere wenn sie chronisch wiederkehrend auftreten. Als Lokaltherapie sind flüssige Propolis und eine gute Mundspülung empfehlenswert.

*Nicht der Arzt heilt, sondern die Natur:*
*der Arzt kann nur ihr getreuer Diener und Helfer sein,*
*er wird von ihr, niemals aber die Natur von ihm lernen.*

*Erstens nicht schaden (primum non nocere).*

*– Hippokrates –*

## Allgemeine lokale Behandlungsmöglichkeiten

Die ganzheitliche Zahnheilkunde bietet eine große Anzahl an Heilmitteln, die zur lokalen Anwendung verschrieben werden können, darunter Tonerde, Propolis in flüssiger Form, Zitrone, Lapacho und Salbei.

Immer hilfreich sind natürlich Mundspülungen, die vorzugsweise als pflanzliche Urtinkturen verwendet sollen, wie *Calendula*, die man mit Urtinkturen aus *Echinacea* (bei Infektionen), *Phytolacca* (bei Mandelentzündung), *Plantago* (bei Unwohlsein), *Hypericum* (bei Nervenschmerzen) usw. kombinieren kann. Man nimmt etwa 30 Tropfen dieser Präparate verdünnt in einem halben Glas Wasser ein bis drei Mal täglich ein.

— 9 —

# Zahnmedizin und Diagnosehilfen

**In der Zahnmedizin stehen verschiedene Untersuchungsmöglichkeiten zur Verfügung, die im Rahmen der Diagnosestellung sehr hilfreich sind.**

Osteopathisch arbeitende Therapeutinnen und Therapeuten können zum Beispiel überprüfen, ob bestimmte Zähne Störfelder darstellen, ob Okklusionsstörungen vorliegen, die sich erfassen und eventuell korrigieren lassen. Auch in diesem Bereich kann man eingreifen, um bestimmte Zähne oder gestörte Kieferbereiche zu „entwringen". So ist es nach der Entfernung der Weisheitszähne oft sinnvoll, diesen Bereich wieder in Bewegung zu bringen, damit die Energie erneut fließen kann. Wir können ebenfalls feststellen, ob eine bestehende Malokklusion Haltungsschäden und andere Probleme hervorruft. Ist dies der Fall, ist eine Aufbissschiene empfehlenswert, um dadurch das kraniomandibuläre und posturale Gleichgewicht wiederherzustellen. Empfehlenswert in diesem Zusammenhang ist das Buch *Mal de dos, mal de dents**, das

* Landouzy, Jean-Marie: *Mal de dos, mal de dents*, Quintessence, 2005 (nicht auf Deutsch erhältlich)

sich speziell mit durch Ungleichgewichte in Kiefer und Zähnen verursachten Schmerzen beschäftigt.

Kinesiologische Testungen sind ebenfalls sinnvoll, da sie umfangreiche Informationen liefern können. Auch das Messen des Pulses ist von großer diagnostischer Bedeutung und ein probates Mittel, zu Erkenntnissen über den Krankheitszustand eines Patienten auf verschiedenen Ebenen zu gelangen. All diese Tests dienen letztendlich der Bestätigung einer Diagnose, die im Ergebnis einer gründlichen Untersuchung des Gebisses mit entsprechenden Röntgenaufnahmen, Analysen usw. gestellt wird.

All das zeigt die beeindruckende Vielzahl an Therapieansätzen und -möglichkeiten, die uns zur Verfügung stehen, um eine möglichst sanfte und effektive Zahnheilkunde im Sinne nachhaltiger Ergebnisse für die Patientinnen und Patienten zu praktizieren.

— 10 —

# Zahnheilkunde und die fünf Sinne

**In der Mundhöhle sind mehrere unserer Sinne vertreten:**

- der Geschmackssinn – über die Geschmackspapillen,
- das Sehen – kann Speichelfluss auslösen,
- der Tastsinn – repräsentiert durch das Küssen,
- der Geruchssinn – auf dieser Ebene mit dem Geschmack verbunden,
- das Gehör – durch den Kontakt mit dem Kiefergelenk und die Zahnokklusion.

In den nächsten Kapiteln werden wir sehen, dass diese fünf Sinne im Gebiss an bestimmten Stellen in der Mundhöhle vorhanden sind und sich uns auf verschiedenen Ebenen bei der Entschlüsselung von Krankheiten mitteilen.

An dieser Stelle erahnen wir bereits die Symbolik dieses Zahnsystems.

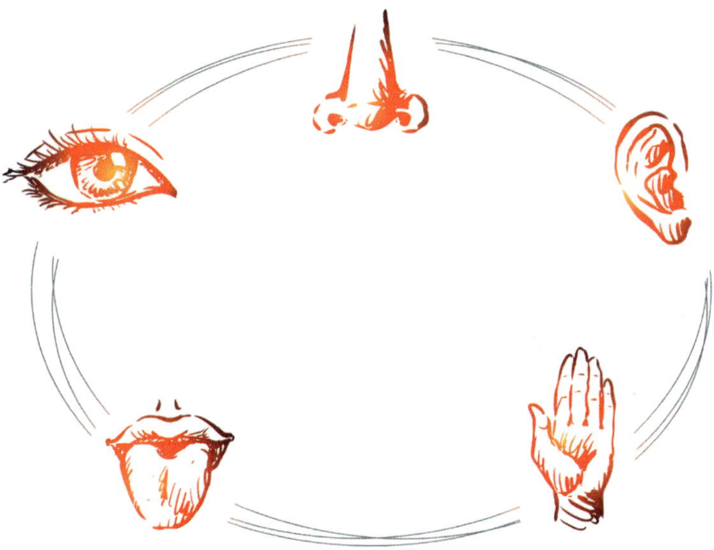

— 11 —

# Zahnheilkunde und „KFO"-Behandlungen

**An dieser Stelle möchte ich kurz auf das Thema der kieferorthopädischen Behandlung eingehen.**

Zunächst gibt es die klassische Vorgehensweise mit Metallbändern und Brackets, die jedoch oft als sehr belastend empfunden wird. In diesem Fall empfehle ich regelmäßige osteopathische Sitzungen, um die Behandlung zu unterstützen und Spannungen zu lindern. Therapiebegleitend stellt auch die Homöopathie eine wichtige Komponente dar, die sowohl strukturell als auch psychologisch (Kinder, bei denen in der Präadoleszenz und Adoleszenz Brackets eingesetzt werden, sind sehr verletzlich) hilfreich ist.

Darüber hinaus gibt es auch andere Methoden zur Korrektur von Zahn- und Kieferfehlstellungen, wie den Schienenaktivator nach Soulet-Besombes, der sehr gute Ergebnisse ermöglicht, wenn das Kind das Gerät jeden Tag (in diesem Fall nachts) trägt und dabei durch die Nase atmet. Ich praktiziere diese Methode seit mehr als 20 Jahren und habe damit viele Erfolge erzielt, sodass ich in etwa 80 Prozent der Fälle eine Multibandbehandlung vermeiden konnte.

Bei speziellen Indikationen greift auch die Planas-Methode zur neuro-okklusalen Rehabilitation. Es handelt sich dabei um sanftere Techniken, die den Rhythmus des Kindes besser berücksichtigen. Wir sehen also, dass es bereits auf dieser Ebene der Untersuchung und Diagnose viele Dinge zu berücksichtigen, zu vertiefen und zu studieren gibt. All diese Bereiche müssen oftmals miteinander in Verbindung gebracht und ganzheitlich betrachtet werden.

Ich möchte noch hinzufügen, dass die Homöopathie nach wie vor eine souveräne Heilmethode darstellt. Je nach Fall kann sie allein oder in Kombination mit anderen Therapien zahlreiche Beschwerden lindern und schwerwiegende Zahnschäden sowie bestimmte parodontale Erkrankungen stabilisieren.

— 12 —

# Zähne und Zahnhalteapparat

**Natürlich gilt es auch den Zustand des Zahnfleischs, der Schleimhäute und des Zahnhalteapparats genau zu betrachten.**

Wird beispielsweise eine Parodontitis (landläufig auch Parodontose genannt) diagnostiziert – dabei handelt es sich um Knochenschäden des Zahnhalteapparats, die oftmals mit einer Darmentzündung zusammenhängen – und gleichzeitig eine Dysbiose, also eine Darmflorastörung, sowie eine Fehlfunktion der Ausscheidungsorgane (Leber und Nieren) vorliegen, ist es in vielen Fällen erforderlich, zunächst die Ursachen dieser letztgenannten Krankheiten zu ergründen, um stabile und dauerhafte Ergebnisse bei der Parodontitistherapie zu erzielen.

Bei diesen tieferliegenden, häufig chronischen Erkrankungen sind jedoch mehrere Behandlungsschritte für eine Heilung erforderlich.

## Entzündungshemmung

In jedem Fall handelt es sich um eine Entzündung, die mit Omega-3-Fettsäuren, Kurkuma, Lapacho, Boswellia, Glycerinmazerat aus

*Ribes nigrum* usw. behandelt werden sollte. Auch das Komplexmittel C 372 (von Weleda) ist hilfreich, ebenso wie passende andere homöopathische Mittel.

Eine Parodontitis verläuft in der Regel phasenweise. Daher ist es zunächst wichtig, den jeweiligen Zustand zu stabilisieren und ein Voranschreiten aufzuhalten. In manchen Fällen werden eine oder mehrere tiefgründige Zahnreinigungen sowie eine Glättung der Wurzeloberfläche durchgeführt. Lokal kann der behandelnde Zahnarzt auch eine Paste aus Wasserstoffperoxid und Natriumbicarbonat selbst herstellen und anwenden, um die Entzündung zu lindern. In einigen Fällen, in denen die konservative Behandlung nicht ausreichend war, sind parodontalchirurgische Eingriffe und Extraktionen erforderlich.

## Konsolidierung

Diese kann durch die Gabe von Mineralien, z. B. Quinton-Serum, Meeresmagnesium, Vitamin D und organischem Silizium, oder auch durch das Komplexmittel 864 (ebenfalls von Weleda) – alles in Form von Kuren, mindestens zweimal jährlich, am besten in den Übergangsjahreszeiten – erreicht werden. Schachtelhalm, Brennnessel und Dolomit können ebenfalls hilfreich sein.

In allen Fällen von Knochenschädigungen ist eine Behandlung mit Aragonit – Perlmuttpulver, das als Spray und in Tablettenform erhältlich ist – oder mit Perlenpulver sehr effektiv, die natürlich zusammen mit lokaler Pflege, etwa ausgewählten ätherischen Ölen, flüssiger Propolis und geeigneten Mundspülungen, z. B. Urtinkturen aus *Calendula*, *Phytolacca* und *Echinacea*, durchzuführen ist. Nach einer eingehenden Diagnose (mithilfe von Röntgenaufnahmen, Sondierung der Zahnfleischtaschen usw.) muss eine allgemeine Behandlung eingeleitet werden. Außerdem können wir Remineralisierungsmittel wie Kieselerde, Meeresmagnesium und Vitamin D (in diesem Fall ist eine Kontrolle der entsprechenden Blutwerte erforderlich) geben, und im Bereich der Homöopathie sollte versucht werden, das patientenspezifische Grundmittel zu finden. Die Präparate von Weleda unterstützen in starkem Maße die Stärkung der Knochenstruktur und die Linderung von Entzündungen.

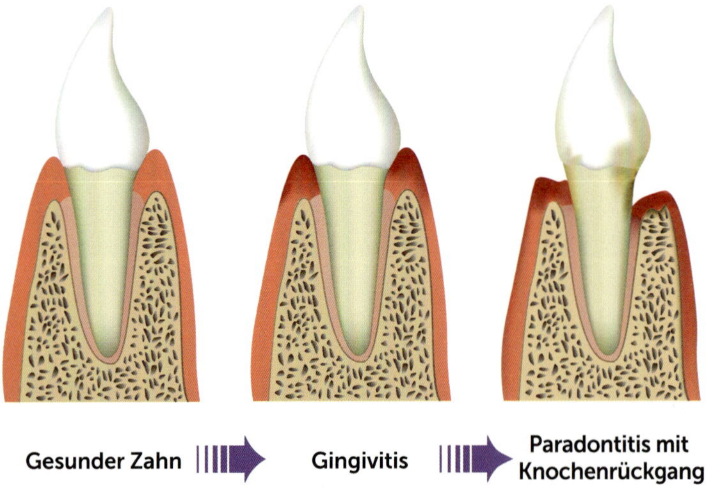


## Zusammenhang zwischen allgemeinem Gesundheitszustand und Parodontose

Ich möchte an dieser Stelle betonen, wie wichtig es ist, den Zahnhalteapparat sorgfältig zu untersuchen, da es laut klinischer Studien einen Zusammenhang zwischen ungelösten parodontalen Problemen und über kurz oder lang auftretenden degenerativen Erkrankungen gibt. Daher ist es so bedeutsam, dass wir auf dieser Ebene wachsam sind, denn es handelt sich quasi um eine Art Alarmzone des Körpers.

Tatsächlich zeigen neuere Studien, dass eine schlechte Mundgesundheit – mit Entzündungen oder sogar Zahnfleisch- oder Parodontalinfektionen – mit einer gestörten Darmflora korrespondiert.

Eine von Forschern aus Paris und Rennes durchgeführte Studie des französischen Nationalen Instituts für Gesundheit und medizinische Forschung INSERM (*Institut National de la Santé et de la Recherche Médicale*) weist auf einen Zusammenhang zwischen Parodontitis und Aneurysmen der Bauchaorta hin.

Bei Parodontitis bzw. Parodontose (tiefergehende Schädigungen) muss der Körper daher durch die Gabe von Vitaminen, Mineralstoffen und Mikronährstoffen gestärkt werden. Wir können die genannten Ergänzungsmittel zur Einnahme für lokale Beschwerden verordnen, müssen beim Patienten jedoch generell eine umfassende Gesundheitsuntersuchung durchführen und nach den Ursachen der Zahnlockerung suchen. So werden wir uns systematisch mit dem Zustand des Darms und der Gesundheit der Ausscheidungsorgane befassen.

Gegebenenfalls muss es auch zu einer Ernährungsumstellung kommen. Hierbei ist auf jeden Fall eine kasein- und glutenfreie Diät ratsam, die oft sehr gute Ergebnisse bringt. Häufig ist in diesem Kontext eine Wiederherstellung des Darm-Ökosystems unerlässlich. Dazu gehört eine Linderung der entzündlichen Prozesse im Darm, um eine bessere mikrobielle Grundlage zu schaffen und die Darmwand mithilfe spezieller Probiotika wieder neu mit nützlichen Bakterien zu besiedeln. All dies geschieht natürlich nur bei Bedarf und nach einer sehr gründlichen Diagnostik. Auch ist eine Entgiftung der Ausscheidungsorgane (Leber und Nieren) durchzuführen, um deren Funktionstüchtigkeit wieder zu reaktivieren.

Es erfordert in der Regel Zeit und aufmerksames Zuhören, um die **Botschaft der Zähne** zu verstehen, die oft auf Missstände **im Inneren** hindeuten! Auf dieser Verständnisebene können wir von **wahrer Zahnmedizin** sprechen.

Mit allen hier genannten Möglichkeiten und Methoden muss sich der Behandler zum Wohle der Patientinnen und Patienten detailliert auseinandersetzen, was in jedem der angesprochenen Bereiche spezieller Aus- und Fortbildungen bedarf.

Daher sei an dieser Stelle nochmals daran erinnert, dass diese Aufzeichnungen das Ergebnis von immerhin mehr als 25 Jahren Berufsausübung sind und lediglich einen Überblick über einen sehr breiten, ganzheitlichen Therapieansatz darstellen. (Informationen zu weiterführender Literatur finden sich am Ende des Buches.)

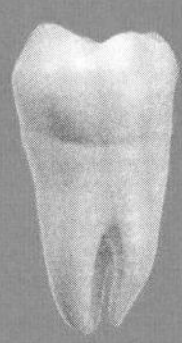

*Kapitel 2*

# DIE PSYCHO-LOGISCHE EBENE

Es ist offensichtlich, dass die Zähne uns viel zu sagen haben

*Die Natur ist ganzheitlich,*
*sie ist allumfassend.*

*Trinh Xuan Thuan*

– 1 –

# Die Zähne im eigentlichen Sinne

## Psychische Störungen und ihre Zuordnung zu Zahngruppen

**Wir werden sehen, dass die Zähne uns auf psychischer Ebene von unseren inneren Konflikten erzählen.**

Sie zeigen uns ganz bestimmte Störungen auf. Je nachdem, welcher Zahn bzw. welche Zähne von einer Pathologie betroffen sind oder gar fehlen, welche Fehlstellungen vorliegen oder welche sonstigen zahnbezogenen Probleme bestehen, erhalten wir Informationen über Konflikte und Leiden auf psychischer Ebene.

## Zahndecodierung auf psychischer Ebene

### Schneidezähne

Sie sind den Nieren und dem Element Wasser zugeordnet und stehen in Verbindung mit **Ängsten**. Dabei kann es sich um Ängste handeln, die mit unserem Leben im Mutterleib, mit persönlichen

## ZAHNDECODIERUNG UND PSYCHE

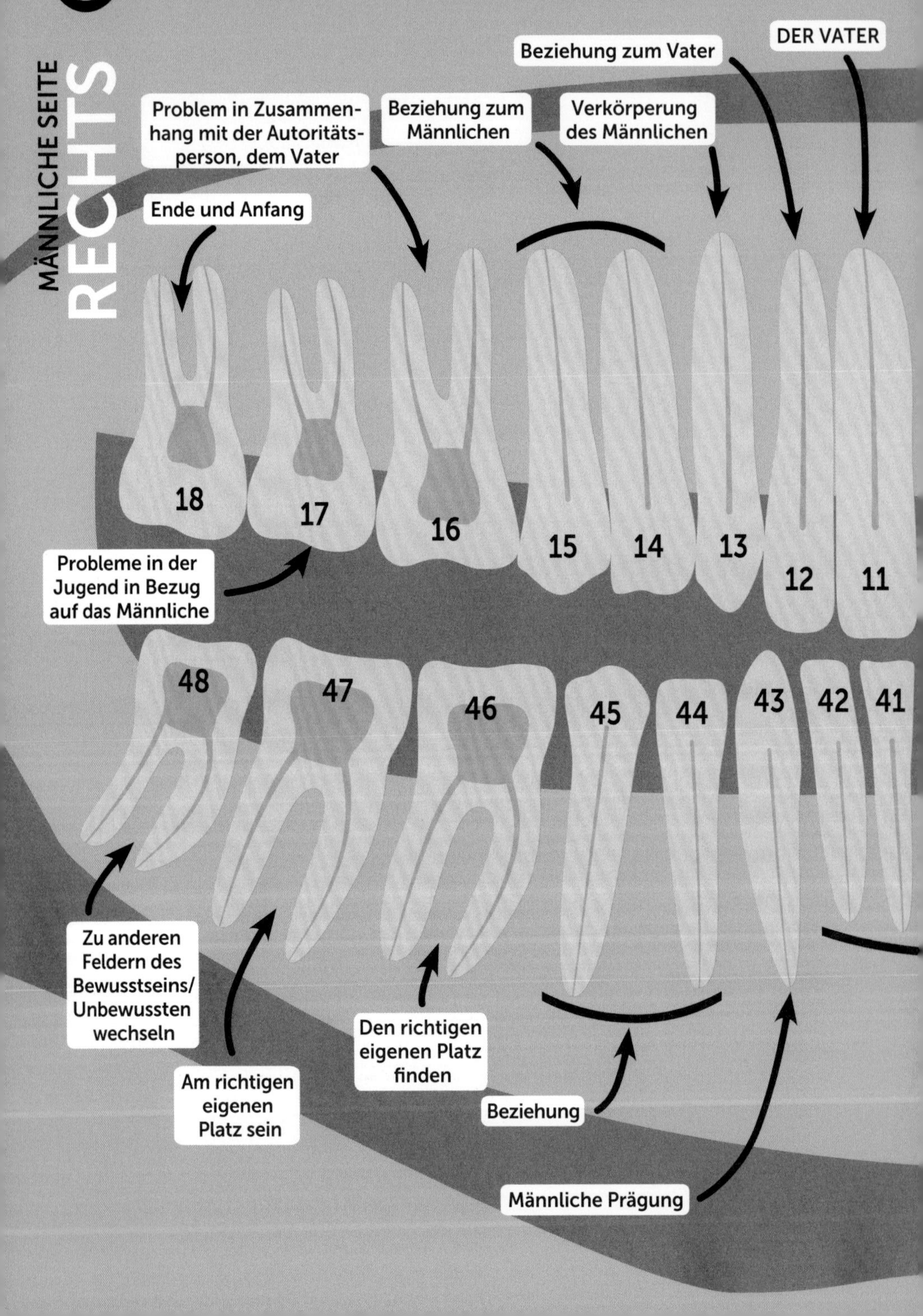

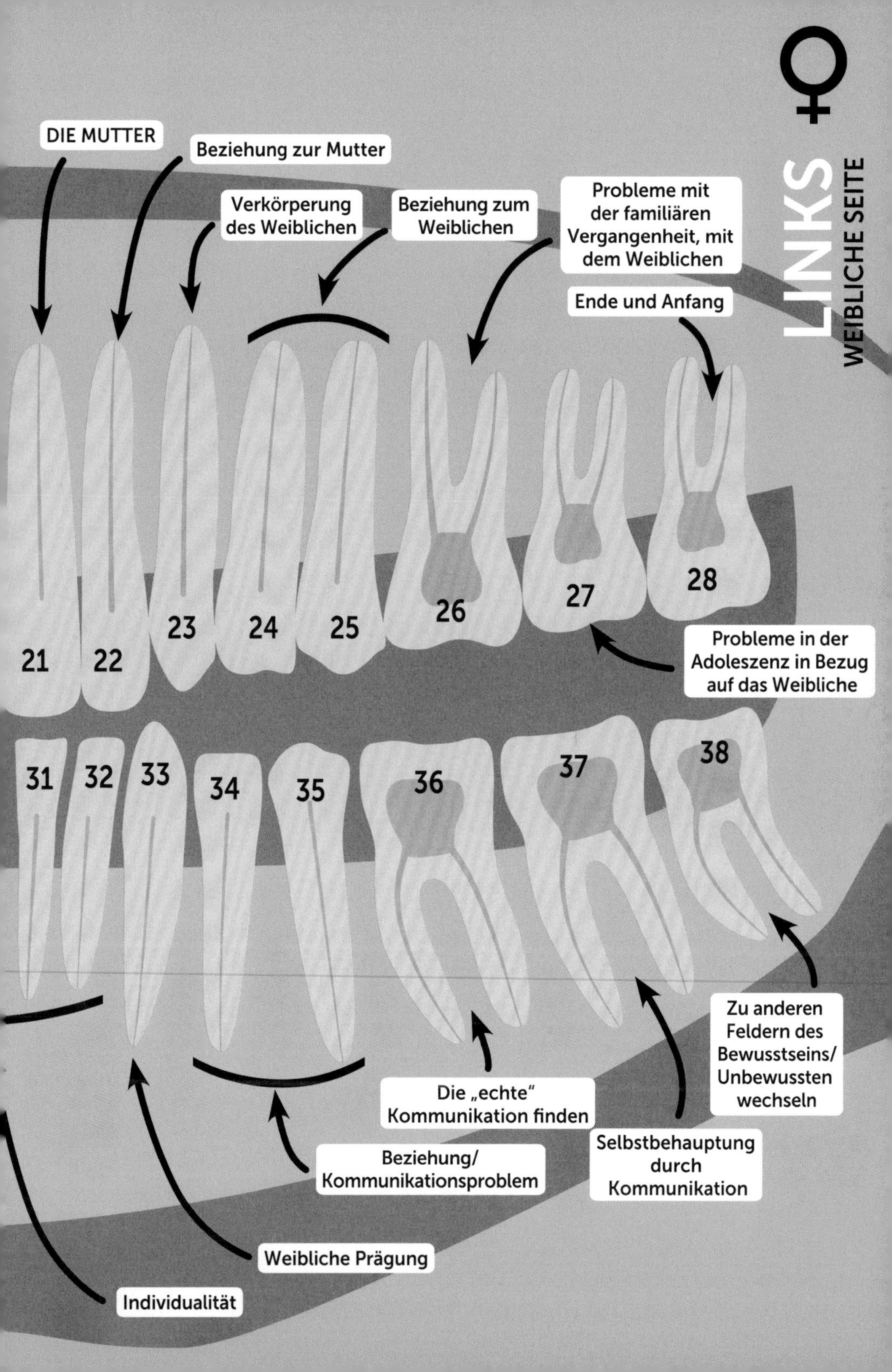

♀
LINKS
WEIBLICHE SEITE
DIE MUTTER
Beziehung zur Mutter
Verkörperung des Weiblichen
Beziehung zum Weiblichen
Probleme mit der familiären Vergangenheit, mit dem Weiblichen
Ende und Anfang
21
22
23
24
25
26
27
28
Probleme in der Adoleszenz in Bezug auf das Weibliche
31
32
33
34
35
36
37
38
Zu anderen Feldern des Bewusstseins/ Unbewussten wechseln
Die „echte" Kommunikation finden
Selbstbehauptung durch Kommunikation
Beziehung/ Kommunikationsproblem
Weibliche Prägung
Individualität

Erfahrungen oder mit psychogenealogischen Erinnerungen zusammenhängen (siehe nächstes Kapitel).

Schneidezähne dienen dem Fassen und Schneiden von Nahrungsmitteln. Sie geben Auskunft über unsere Fähigkeit, mit der Vergangenheit abzuschließen, nach vorne zu schauen ... und über unsere Bereitschaft, der Zukunft entgegenzugehen.

- **Zahn Nr. 11:** Rechter oberer mittlerer Schneidezahn. Er symbolisiert den Vater, das Männliche, den väterlichen Archetypus, die Autoritätsperson.
- **Zahn Nr. 12:** Rechter oberer seitlicher Schneidezahn. Er gibt Aufschluss über das Verhältnis zum oder die Reaktion auf den Vater. Ein Vorstehen dieses Zahnes bedeutet eine Dominanz gegenüber der Autoritätsperson. Weist er nach hinten, wird dies als Zeichen der Unterwürfigkeit interpretiert.
- **Zahn Nr. 21:** Linker oberer mittlerer Schneidezahn. Er wird assoziiert mit der Mutter, mit dem weiblichen Archetypus.
- **Zahn Nr. 22:** Linker oberer seitlicher Schneidezahn. Er gibt Aufschluss über das Verhältnis des Betreffenden zu diesem weiblichen Archetypus – entweder nach hinten weisend oder vorstehend.

## Eckzähne

Sie verraten uns viel über die Verwurzelung des Individuums, seine Inkarnationsebene und auch über seine Beziehung zur Sexualität. Die Eckzähne befinden sich an einem Kreuzungspunkt der beiden Kiefer, ganz konkret da, wo drei Achsen aufeinandertreffen: anteroposterior, transversal und sagittal. Eine Schädigung der Eckzähne kann mit einem Entscheidungsproblem zusammenhängen, mit einer zu treffenden Lebensentscheidung, mit einem zu vollziehenden Wendepunkt im Leben.

Sie führen die Bewegung der anderen Zähne. Eine Dysfunktion auf dieser Ebene (z. B. fehlende Okklusalkontakte) wird dahingehend interpretiert, dass der Betreffende „im luftleeren Raum“ allein gelassen wurde. In diesem Kontext spricht man auch von einer „Orientierungslosigkeit“, dem Gefühl, „den Boden unter den Füßen zu verlieren“.

Die oberen Eckzähne werden auch als „Augenzähne“ bezeichnet. Wie wir im vorherigen Kapitel gesehen haben, stehen sie in einer Beziehung zum Organ Leber. Sie geben uns Aufschluss darüber, ob wir „klarsehen“ und erkennen können.

## Prämolaren

Sie erzählen uns etwas über unsere Beziehung zu uns selbst und zu anderen:

- Die **ersten (vorderen) Prämolaren** sprechen über die Beziehung zu uns selbst,
- die **zweiten Prämolaren** sprechen zu uns über unsere Beziehung zu anderen.

Im Zusammenhang mit diesen Zähnen sind die Begriffe Atmen und Austausch relevant.

## Erste (vordere) Molaren

Sie stellen die vier Säulen des Seins, die vier Steine unseres Gebäudes dar. Sie geben uns Auskunft über die Stärken oder Schwächen unseres inneren Tempels. Gleichzeitig spiegeln sie die Schwächen oder Stärken des psychologischen Fundaments des jeweiligen Individuums wider. Es sind die ersten bleibenden Zähne, die etwa im Alter von sechs Jahren direkt hinter der Milchzahnreihe durchbrechen, aber ihre Zahnkeime reifen schon viel früher. Sie erzählen uns auch von den emotionalen Erfahrungen der betreffenden

Person in deren früher Kindheit, von möglichen Schwierigkeiten und psychoemotionalen Leiden in dieser Zeit.

Diese Molaren sind von grundlegender Bedeutung. Wir werden im Abschnitt über die Psychogenealogie ausführlicher auf diese Zähne eingehen.

### Zweite Molaren

Sie spiegeln die Geschehnisse in unserer Jugendzeit, der Pubertät, wider.

### Weisheitszähne

Sie *weisen* uns auf unsere Fähigkeit hin, in andere Bewusstseinsfelder zu wechseln. Sie stehen mit den transsaturnischen Planeten in Verbindung. Darüber hinaus geben sie uns Auskunft über unsere Fähigkeit, eine gewisse Weisheit, eine gewisse Reife zu zeigen und zu verkörpern. Wobei ich anmerken möchte, dass die Tatsache, dass sie nicht angelegt bzw. nicht durchgebrochen sind oder gezogen wurden, nicht gleichbedeutend damit ist, dass der Übergang zu dieser Weisheit und Reife nicht erfolgen kann. Wurde eine Extraktion der Weisheitszähne durchgeführt, ist es häufig notwendig, diesen Bereich wieder zu bewegen, etwa durch eine osteopathische Behandlung, die darauf abzielt, den betroffenen Bereich zu „entwringen“. Auch können ätherische Öle oder andere Methoden eingesetzt werden, um die Energieloge des Zahns zu öffnen und die Energie wieder fließen zu lassen.

## Decodierung je nach Zahnposition auf der rechten oder linken Körperseite

Je nachdem, ob der Zahn auf der rechten oder linken Seite des Körpers liegt, gibt es unterschiedliche Zuordnungen:

- Befindet sich die Zahnerkrankung auf der rechten Seite, gibt es eine Verbindung zum Vater, zur Autorität, aber auch zur Beziehung zum Männlichen im Allgemeinen und zum inneren Männlichen, zu unserer Fähigkeit, zur Tat zu schreiten.
- Liegt das Zahnproblem auf der linken Seite, besteht eine Verbindung zur Mutter, zum Weiblichen im Allgemeinen, zur Weiblichkeit, zu unserer Fähigkeit, zu empfangen, zuzuhören und uns selbst anzunehmen.

Wir werden sehen, dass das Thema der Lateralität keineswegs einfach ist und von der Ebene bestimmt wird, auf der wir uns jeweils befinden.

**Einige Autoren vertreten folgende Zuordnung:**

- oben rechts entspricht der männlichen Seite,
- oben links entspricht der weiblichen Seite;

**Danach folgt ein Wechsel in der Zuordnung, also:**

- unten rechts entspricht der weiblichen Seite,
- unten links entspricht der männlichen Seite.

Ich selbst verwende beide Systeme, weil wir uns so auf unterschiedlichen Ebenen befinden, auf unterschiedlichen Bewusstseinsstufen. Zu diesem Thema (und natürlich auch zu anderen) empfehle ich gerne das sehr schöne Buch von Annick de Souzenelle *Le Symbolisme du corps humain* – ein Standardwerk auf diesem Gebiet (nur auf Französisch und Englisch erschienen).

# Fehlende, überzählige, eingeschlossene Zähne

## Fehlende Zähne

Das Fehlen eines Zahnes oder sogar mehrerer Zähne – man spricht in diesem Fall von **Zahnagenesie** – lässt auf ein Problem auf psychologischer Ebene schließen, wie beispielweise ein emotionaler Mangel väterlicher- oder mütterlicherseits, je nach Position des Fehlzahnes bzw. der Fehlzähne. Oder es gibt einen **Riss** in einer der Familienlinien, der oft mit einer Erinnerung an großes Leid verbunden ist. Wenn ein Zahn gezogen wurde, ist das kein Zufall: Es kann bedeuten, dass man etwas emotional stark Belastendes aus dem Körper herausreißen wollte – eine schmerzhafte Erinnerung, die oft von den eigenen Vorfahren stammt oder von einem einschneidenden Ereignis, einer persönlichen Erfahrung, etwas, wovon sich der Körper befreien wollte.

## Überzählige Zähne

Auch ein überzähliger Zahn, d. h. einer, der zu viel ist, hat eine Bedeutung. Im Allgemeinen geht es um ein Platzproblem. Entweder will man um jeden Preis seinen Platz einnehmen oder man fühlt sich überzählig (wobei dies alles mehr oder weniger bewusst geschieht).

## Eingeschlossene Zähne

Auch eingeschlossene Zähne vermitteln eine Botschaft. Handelt es sich dabei um einen oberen Eckzahn – so meine Erfahrung –, ist dies meistens auf einen **Bruch** in der Abstammungslinie der Vorfahren zurückzuführen, normalerweise jedoch nicht auf der Ebene der Urgroßeltern oder Großeltern. Nur einmal gab es mit einem Großelternteil ein Inkarnationsproblem: Die betreffende Person war unerwünscht und von der Familie abgelehnt und daher in einer Einrichtung der staatlichen Fürsorge untergebracht worden. Man kann davon ausgehen, dass in allen Fällen von eingeschlossenen Zähnen ein **Inkarnationsproblem** vorliegt.

## Zahnform

**Auch die Form der Zähne ist ein Indikator für psychische Störungen:**

- konisch geformte, spitze Zähne (sehr primär und alchemistisch zugleich),
- dünne, lange Zähne – in der Homöopathie der *Phosphorus*-Typ (zeichnet sich durch seine geistige Lebendigkeit aus),
- stärker quadratisch geformte Zähne – in der Homöopathie der *Calcium-carbonicum*-Typ (Zeichen der Inkarnation).

## Interinzisales Diastema

Diese Lücke zwischen den Schneidezähnen – im Französischen auch *dents du bonheur*, also „Glückszähne" genannt – begegnet uns häufig bei daumenlutschenden Kindern. Sie zeigt uns, dass es eine Art Distanz zwischen den beiden elterlichen Archetypen gibt, die zwei klar getrennte Welten darstellen. Vielleicht handelt es sich auch um eine gefühlte Unvereinbarkeit mit den beiden Eisbergen, die Vater und Mutter verkörpern. Es könnte ebenso ein nach außen sichtbares Zeichen dafür sein, dass man sich zwischen Vater und Mutter hin- und hergerissen fühlt.

INTERINZISALES DIASTEMA

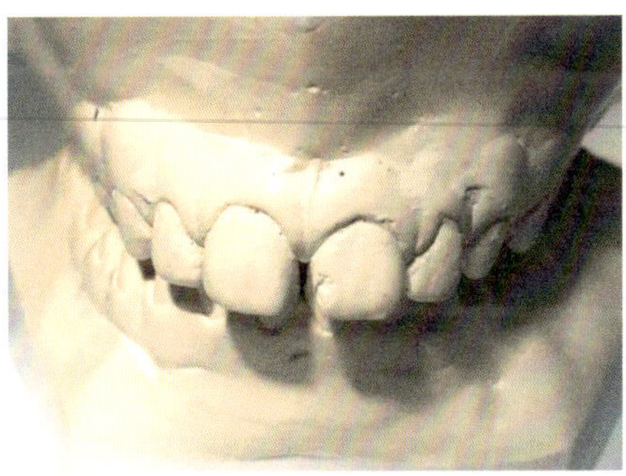

– 2 –

# Die Kiefer

## Kieferform

Die Form der Zahnbögen liefert uns ebenfalls verschiedenste Informationen. So gibt es mehr oder weniger V-förmig oder hufeisenförmig abgerundete Zahnbögen. Auch in diesem Zusammenhang finden sich die in der homöopathischen Medizin verwendeten drei großen Diathesen, Archetypen etc. wieder. Die anthroposophische Zahnmedizin sagt dazu Folgendes:

- sie können robust sein, vom karbonischen Konstitutionstyp: ein fest verankertes Individuum;
- oder sie können fein sein, sehr luftig vom Typ Vogel: ein eher weibliches, künstlerisches, träumerisches Individuum.

## Kieferstellungen

### Vorbiss (Progenie)

VORBISS

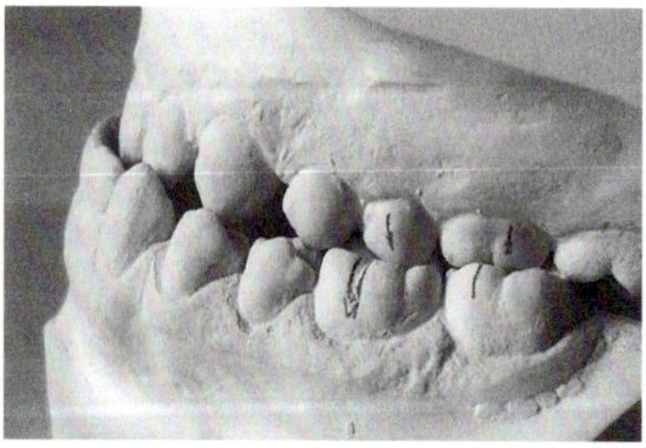

Wenn eine Progenie vorliegt, wenn also der Unterkiefer dazu neigt, sich nach vorne zu bewegen, haben wir es mit einem Menschen zu tun, der einen starken Willen hat, der nach vorne geht, koste es, was es wolle.

## Retrognathie

Bei einer Rückverlagerung des Kiefers im Verhältnis zur Schädelbasis, d. h. wenn der Unterkiefer eher zurückgesetzt ist – also im Fall einer sogenannten mandibulären Retrognathie –, handelt es sich tendenziell um einen zurückhaltenden Menschen (im Bereich Homöopathie empfiehlt sich hier die Gabe von *Staphisagria*, also Stephanskraut). Dies gilt übrigens auch für die anderen Therapieebenen des Betreffenden.

## Endognathie

Wenn sich auf einer Seite die Zähne des Oberkiefers beim Schließen hinter den Zähnen des Unterkiefers befinden, dann sprechen wir von „Endognathie" (einseitiger Kreuzbiss).

In diesem Fall können wir dies als eine Auslöschung des Individuums in Bezug auf einen Elternteil interpretieren (rechte Seite: Vater; linke Seite: Mutter) – es besteht also ein tiefgreifendes Platzproblem innerhalb der Gruppe, umso mehr, als es die Knochenebene betrifft.

**RECHTSSEITIGE ENDOGNATHIE MIT INFRAOKKLUSION**

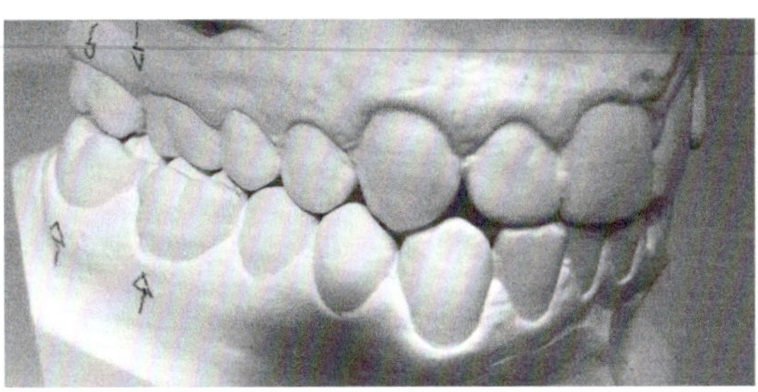

Bei Kindern sind diese Probleme häufig, können jedoch relativ leicht korrigiert werden, da sich ihr Knochengewebe noch im Wachstum befindet und das Gewebe daher weicher ist. Beispielsweise sind viele Infraokklusionen – d. h. fehlender Zahnkontakt – wie offener Biss (fehlender Frontzahnkontakt zwischen den oberen und unteren Zähnen) häufig darauf zurückzuführen, dass Kinder am Daumen oder sogar an mehreren Fingern lutschen – oder aber sie haben sehr lange einen Schnuller benutzt. In diesen Fällen genügt es, dass das Kind aufhört, am Daumen zu lutschen, und dass es eine Funktionsschiene – vom Typ Schienenaktivator nach Soulet-Besombes – trägt. So kommen die Dinge wieder in Ordnung.

Es ist jedoch sinnvoll zu verstehen, warum es überhaupt zu Fehlbildungen wie einem offenen Biss oder Infraokklusion kommt, und es ist besser, nicht nur diese Störungen mit geeigneten Zahnspangen zu korrigieren, sondern auch den psychischen Zustand des Kindes zu berücksichtigen, um die Grundproblematik zu lösen. Und auch hier kann die Homöopathie wahre Wunder bewirken.

## Infraokklusion

Bei einem offenen Biss (Infraokklusion) berühren die Zähne des Oberkiefers im vorderen Bereich beim Schließen nicht die Zähne des Unterkiefers, es bleibt also eine übermäßig große Lücke

**INFRAOKKLUSION**

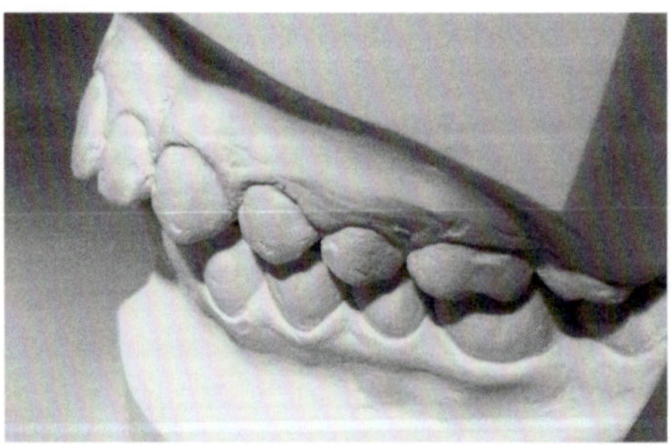

zwischen beiden Zahnbögen. Eine solche Fehlstellung zeigt uns, dass es sich um ein Kind handelt, dem es an Bezugspunkten fehlt, das Schwierigkeiten hat, eine Verbindung zu seinem inneren Selbst herzustellen, und dem es schwerfällt, sich im Familienmodell zurechtzufinden.

## Supraokklusion

Bei einer Supraokklusion überdecken die (Schneide-)Zähne des Oberkiefers zu sehr die Zähne des Unterkiefers (Tiefbiss); das Kind fühlt sich von seiner Umgebung völlig eingeengt und hat keinen eigenen Handlungsspielraum – ein Gefühl des Erstickens (das immer mehr oder weniger bewusst wahrgenommen wird).

Die Homöopathie ist auch bei dieser Kieferproblematik eine wichtige Therapiekomponente. Sie hilft dabei, die psychoemotionalen Ursachen der Dismorphien (Fehlbildungen) zu erkennen.*

### SUPRAOKKLUSION

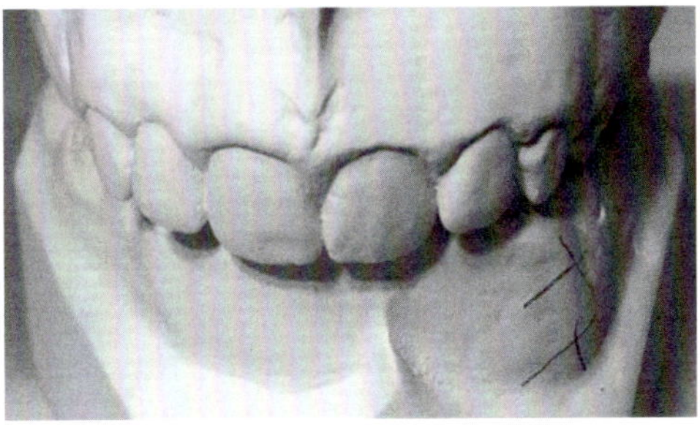

* Für die KFO-Behandlung von Kindern empfehle ich das (nur auf Französisch erhältliche) Buch von Grandgeorge, Didier: *L'Esprit du remède homéopathique: ce que le mal a dit*, Éditions Narayana, 2016.

## Lateralabweichungen (mandibuläre Laterognathie)

Bei manchen Menschen neigt der Unterkiefer dazu, sich nach links oder rechts zu verschieben.

- **Lateralabweichung nach rechts:** Das Verschieben des Unterkiefers nach rechts kann signalisieren, dass die Person ein Problem mit ihrer männlichen Seite hat.
- **Lateralabweichung nach links:** In diesem Fall ist der Unterkiefer nach links verschoben; es kann bedeuten, dass wir es mit einem sehr sensiblen Menschen zu tun haben, der eine sehr ausgeprägte weibliche Seite hat, egal ob Mann oder Frau; also jemand, der zerbrechlich ist und leidet.

In beiden Fällen liegt eine sogenannte „interinzisale Abweichung" vor – eine Abweichung des Oberkiefers vom Unterkiefer. Es handelt sich also um eine Problematik der Positionierung des Männlichen und des Weiblichen.

— 3 —

# Psychologische Interpretation der vier Zahnquadranten

Jeder der Quadranten kann mit einer bestimmten psychologischen Interpretation in Verbindung gebracht werden (vgl. S. 106).

**ZAHNQUADRANTEN**

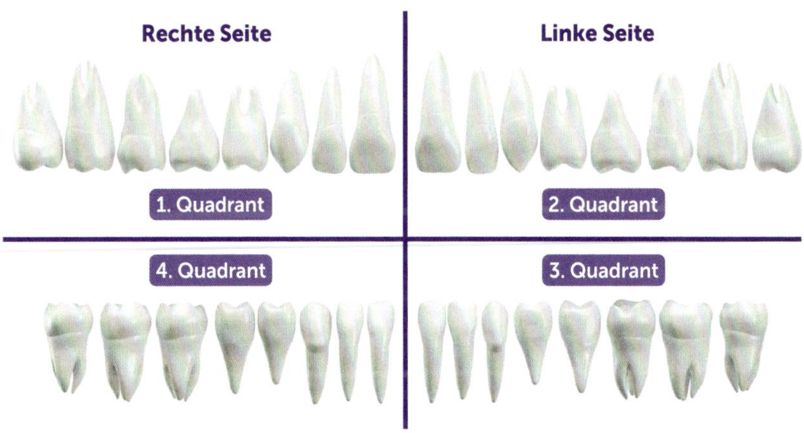

**1. Quadrant:** Liegt hier eine Störung vor, gibt es ein Problem, das mit Autorität, dem väterlichen Archetyp, dem Vater, dem Ursprung … der mentalen Funktionsweise zusammenhängt.

**2. Quadrant:** Hier besteht ein Problem, das mit dem Zuhören, der Aufnahme, dem Zuhause, der Partnerschaft zu tun hat; und dies auf verschiedenen Ebenen, je nach Zahnpathologie und betroffenem Zahn.

**3. Quadrant:** Hier zeigen sich Probleme im Zusammenhang mit Kommunikation und Vertrauen.

**4. Quadrant:** Dieser Bereich offenbart Probleme in Verbindung mit dem Konstruieren, dem Konkretisieren und der Selbstbehauptung.

— 4 —

# Der Alveolarknochen – das Stützgewebe der Zähne

An dieser Stelle geht es um parodontale Schädigungen, also um Defekte am Stützgewebe der Zähne, um Schäden, die den Alveolarknochen in Mitleidenschaft ziehen und zu einer Zahnlockerung führen.

In diesem Stadium liegt jedoch noch ein tieferliegendes Problem vor, das die Strukturen und das Skelett betrifft und oft mit einem Konflikt der Abwertung verbunden ist – im Sinne von: **wir wagen es nicht** –, der mit einem **Vertrauensverlust** einhergeht.

Häufig besteht eine Verbindung zur Leber. Die mit diesem Organ verbundenen Pathologien sind auf einen Mangel an Vertrauen in sich selbst, in das Leben zurückzuführen. Leber heißt übrigens auf Hebräisch *kaved* (dieses Wort bedeutet auch „schwer, ernsthaft, wichtig") – was damit zu tun hat, dass man sich selbst wichtig nimmt, sich selbst wahrnimmt und wertschätzt. Bei den oben beschriebenen parodontalen Schädigungen finden wir erneut die Problematik einer mangelnden Selbstachtung, begleitet von Schuldgefühlen.

Wir sehen also, dass auf der Ebene des Gebisses alles bedeutungsvoll ist, es quasi einem Buch gleicht und zwar dem Buch des Lebens jeder und jedes Einzelnen, seiner oder ihrer Leiden, in das alles geschrieben wird. Es ist nun an uns, es zu lesen, zu **entschlüsseln**.

– 5 –

# Kariesbefall an verschiedenen Stellen des Zahns

**Je nachdem, an welcher Stelle eines Zahns sich der kariöse Befall befindet, erhalten wir bestimmte Hinweise zum Patienten.**

Befindet sich die Karies zwischen der Zahnwurzel und der Zahnkrone, also am Zahnhals, können wir sagen, dass es einen unbewussten Willen gibt, sich selbst zu schädigen – dass man zu einem bestimmten Zeitpunkt in seiner Entwicklung stark unterdrückt wurde –, je nachdem, welcher Zahn betroffen ist. Man fährt also damit fort, sich selbst zu verletzen, sich selbst zu missachten. Als ob man sich gespalten fühlt, zwischen Ober- und Unterkörper, aber auch hin- und hergerissen, wie zwischen zwei Fronten. Diese Stelle des Kariesbefalls hat einen Bezug zum Solarplexus-Chakra.

## Myolysen (Zahnabnutzung)

Myolysen sind kleine Vertiefungen am unteren Teil des Zahnes, sprich im Zahnhalsbereich zum Zahnfleisch hin, die nicht zwingend kariös sein müssen. Sie können verschiedene Ursachen haben – z. B. eine Fehlokklusion oder ein Demineralisierungsproblem – und stehen oft in Zusammenhang mit Selbstverletzungen, unterdrückter Wut, begleitet von einem Konflikt mit dem Selbstwertgefühl. In meiner Praxis gab es in den letzten Jahren zunehmend mehr Fälle dieser Erkrankung.

Befindet sich die Karies auf der Oberseite des Zahns, der Kau- oder Okklusalfläche, ist sie gut erkennbar. In diesem Fall haben wir es mit Menschen zu tun, die ihr Leiden zwar nicht verbergen, aber Schwierigkeiten haben, dagegen anzukämpfen, sie werden also leicht von den Ereignissen überrollt. Karies kann sich auch an den Seiten – im Kontaktbereich zum Nachbarzahn – befinden, die als Approximalkaries oder auch Interdentalkaries bezeichnet wird. Hier kann man davon ausgehen, dass es ein Problem mit der Positionierung, dem Platz in der Familie, in einer Gruppe, in der Gesellschaft gibt. Der oder die Betreffende fühlt sich hin- und hergerissen, unterdrückt.

— 6 —

# Was uns der Zeitpunkt des Zahndurchbruchs auf den Zahnbögen sagt

**Die Zähne, die im Alter von 6 Jahren durchbrechen**, also die ersten Molaren, geben Auskunft darüber, was die Person in ihrer frühen Kindheit erlebt hat, und auch über einen Teil ihres intrauterinen Lebens. Sie erzählen uns von den Leiden und dem Unausgesprochenen, die in dieser Zeit durchgestanden wurden.

**Die (bleibenden) zentralen Schneidezähne** zeigen sich um das 7. Lebensjahr und geben uns Hinweise auf das in diesem Alter Erlebte, insbesondere darauf, wie die Differenzierung von den Eltern verlaufen ist.

**Die seitlichen Schneidezähne**, die im Alter von 7-8 Jahren durchbrechen, offenbaren, was in dieser Phase auf psychischer Ebene passiert ist, wie sich das Kind in diesem Alter gegenüber den Eltern positioniert hat.

**Die Zähne, die sich im Alter von 12 Jahren zeigen**, also die zweiten Molaren, erzählen uns vom Übergang zur Adoleszenz, von den Erfahrungen in diesem Alter, vom Einnehmen oder Nicht-Einnehmen von Positionen, von den Zusammenstößen, den Exzessen, den Leiden, die durch mangelndes Zuhören empfunden wurden, den Gefühlen des Unverständnisses in diesem Lebensabschnitt.

| DURCHBRUCH DER BLEIBENDEN ZÄHNE UND ALTER | | | | | | | |
|---|---|---|---|---|---|---|---|
| **ZÄHNE IM OBERKIEFER** | | | | | | | |
| | Zentraler Schneidezahn | Seitlicher Schneidezahn | Eckzahn | Erster Prämolar | Zweiter Prämolar | Erster Molar | Zweiter Molar |
| Beginn der Verkalkung | 3-4 Monate | 10-12 Monate | 4-5 Monate | 1½-1¾ Jahre | 2-2½ Jahre | bei der Geburt | 2½-3 Jahre |
| Zahnkrone vollständig | 4-5 Jahre | 4-5 Jahre | 6-7 Jahre | 5-6 Jahre | 6-7 Jahre | 2½-3 Jahre | 7-8 Jahre |
| Zahnwurzel vollständig | 10 Jahre | 11 Jahre | 13-15 Jahre | 12-13 Jahre | 12-14 Jahre | 9-10 Jahre | 14-16 Jahre |
| **ZÄHNE IM UNTERKIEFER** | | | | | | | |
| Beginn der Verkalkung | 3-4 Monate | 3-4 Monate | 4-5 Monate | 1½-2 Jahre | 2¼-2½ Jahre | bei der Geburt | 2½-3 Jahre |
| Zahnkrone vollständig | 4-5 Jahre | 4-5 Jahre | 6-7 Jahre | 5-6 Jahre | 6-7 Jahre | 2½-3 Jahre | 7-8 Jahre |
| Zahnwurzel vollständig | 9 Jahre | 10 Jahre | 12-14 Jahre | 12-13 Jahre | 13-14 Jahre | 9-10 Jahre | 14-15 Jahre |

**Die Weisheitszähne**, die normalerweise im Alter von 17 Jahren durchbrechen, berichten uns noch detaillierter über diese Zeit. Sind sie kariös, nicht angelegt oder wurden sie gezogen, stellt sich die Frage, ob der Patient oder die Patientin die Möglichkeit hatten, das eigene Wesen auszuleben und sich als **Individuum** zu entfalten. Oder ob er oder sie vielleicht durch die familiäre und/oder gesellschaftliche Konditionierung in der Persönlichkeitsentfaltung ausgebremst und gebrochen wurde.

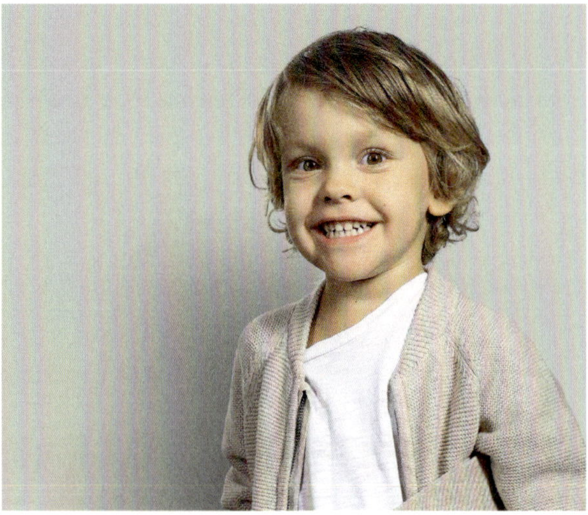

– 7 –

# Biologisches Decodieren der Zähne

**Wir wissen inzwischen, dass alles einen Sinn hat, dass nichts zufällig geschieht und die Zähne viele Botschaften für uns bereithalten.**

Dieses Buch soll uns dabei helfen, die Botschaft der Zähne auf verschiedenen Ebenen zu entschlüsseln. In Zusammenhang mit dem eigentlichen biologischen Decodieren der Zähne sind folgende grundlegende Vorstellungen zu ergänzen:

- Probleme, die sich im Bereich der **Mundhöhle** (dem ersten Organ des Verdauungssystems) abspielen, stehen entweder mit etwas in Verbindung, das wir nicht ausdrücken können, oder wir müssen uns mit einer Situation auseinandersetzen, auf die wir nicht reagieren können, mit etwas buchstäblich „Unverdaulichem".
- Alles, was mit Erkrankungen des **Gaumens** zu tun hat, ist im Kontext eines Konflikts zu sehen, bei dem es um Abwertung, Trennung usw. geht.
- **Aphten** hingegen zeigen, dass man etwas nicht ausdrücken kann, sodass es zu einer Geschwürbildung kommt.

- **Abszesse** wiederum sind mit einer Problematik der Stagnation, einer festgefahrenen Situation verbunden. Man fühlt sich blockiert, man dreht sich im Kreis, begleitet von einem Gefühl der Schwere, das oft mit Problemen der Leber einhergeht, die man entgiften muss. In diesem Fall hilft nur, den Abszess chirurgisch zu öffnen. Die jeweilige Abszess auslösende Situation muss dringend vorangebracht werden.
- **Vereiterungen** hängen mit einer Überdosis zusammen, mit einer Situation, die man für ausweglos hält, wenn einem alles zu viel ist, mit einer Stagnation oder sogar mit einem Stranden.
- **Zysten** sprechen von etwas Eingekapseltem, einem mehr oder weniger bewussten Leiden, das jedoch auf eine tiefgreifende, oft chronische – jedoch **unausgesprochene** – Problematik hinweist. Man beachte in diesem Fall auch die allgemeinen Auswirkungen einer solchen Situation.

Wir sehen, wie viel die Zähne uns zu sagen haben,
wie sie uns Auskunft geben über viele Aspekte,
über unsere Schwierigkeiten, unsere Probleme mit
unseren Eltern, unseren Verwandten und über
unsere Beziehung zur Umwelt. Und so begreifen wir bereits
beim Lesen auf dieser psychologischen Ebene,
dass sich das Gebiss eines Menschen als sein wahrer
„Identitätsnachweis" offenbart!

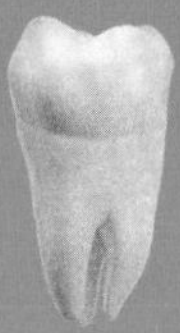

*Kapitel 3*

# DIE PSYCHO-GENEAOLOGISCHE EBENE

*Nichts hält dich gefangen*
*außer deinen Gedanken.*
*Nichts begrenzt dich*
*außer deinen Ängsten.*
*Und nichts kontrolliert dich*
*außer deinen Überzeugungen.*

*Marianne Williamson*

— 1 —

# Zahnokklusion und familiärer „Abdruck"

## Frontale Supraokklusion

Wenn die (Schneide-)Zähne des Oberkiefers jene des Unterkiefers zu stark überdecken, kommt es zu einer sogenannten frontalen Supraokklusion (frontaler Tiefbiss). Das bedeutet auf psychogenealogischer Ebene, dass die Erinnerungen unserer Vorfahren sehr schwer wiegen, uns keine Luft zum Atmen lassen und uns daran hindern, unseren wahren Platz einzunehmen. Das ist ein Zeichen dafür, dass eine starke Konditionierung vorliegt, die sich in einem *Erstickungsgefühl* äußern kann.

## Frontale Infraokklusion

Berühren sich die Zähne von Ober- und Unterkiefer vorne – also im Frontzahnbereich – nicht, sprechen wir von einer Infraokklusion, die sich bis hin zu einem frontal offenen Biss entwickeln kann. In diesem Fall besteht die Vorstellung, dass der Betroffene orientierungslos ist und Schwierigkeiten hat, sich in Bezug auf seine Familie zu positionieren. Es bereitet ihm Probleme, sich in ihr zurechtzufinden und seinen Platz innerhalb der Geschwister zu finden. Auch fällt es diesen Patienten schwer, eine Verbindung zwischen Himmel und Erde, der rechten und linken Seite herzustellen – ihren Lebensbaum wachsen zu lassen.

## Frontaler Kopfbiss

Eine weitere mögliche Bissanomalie im Frontzahnbereich ist der sogenannte frontale Kopfbiss, bei dem die Kanten der oberen Schneidezähne auf die Kanten der unteren Schneidezähne treffen. Auch hier liegt eine Disharmonie vor. Diese kann dahingehend interpretiert werden, dass man nicht zu etwas gezwungen werden will – vor allem nicht von den Eltern, von der Familie im Allgemeinen. Man versucht, sich von den einengenden Familienkonzepten zu distanzieren, diese hinter sich zu lassen und sich zu behaupten, einen starken Willen zu zeigen. Bei derartigen Konstellationen spielt oft ein Gefühl tief verwurzelter Wut mit – Härte gegen sich selbst und andere.

## Schlussfolgerung

In all diesen Fällen handelt es sich letztlich um ein Problem der Positionierung oder sogar des Platzes innerhalb der familiären Strukturen.

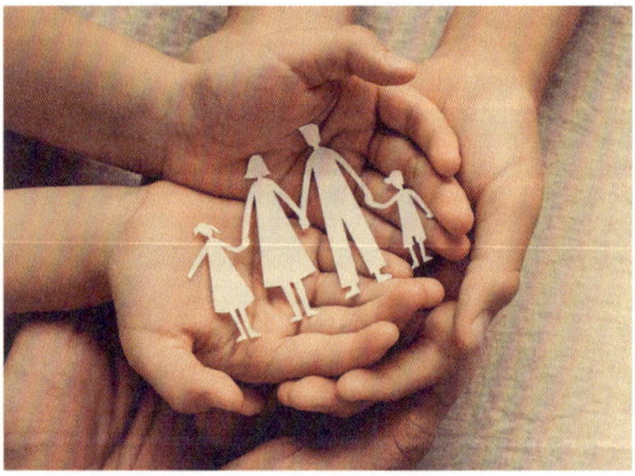

– 2 –

# Beispiele für das Entschlüsseln auf psychogenealogischer Ebene

## Gebiss im Alter von 6 Jahren

**Wir werden uns vor allem mit den ersten Molaren beschäftigen, da sie besonders wichtig sind, denn sie repräsentieren die vier Säulen des Seins.**

Sie sind die ersten bleibenden Zähne, die auf den Zahnbögen durchbrechen, normalerweise im Alter von 6 Jahren.

### Zahn 26

**→ Erster oberer Molar links**

Dieser Zahn enthüllt uns zahlreiche Informationen über die genealogische Umklammerung des Betreffenden, je nachdem, welche Erkrankungen vorliegen. Hier sind Familiengeheimnisse, Tabus, Schandflecken, Platzkonflikte und transgenerationale Traumata auf Seiten der Frauen in der Familie gespeichert. All dies ist in diesen Zahn „eingraviert".

## Zahn 16

**➜ Erster oberer Molar rechts**

Eine Schädigung dieses Zahns ist oftmals ein Zeichen für große Strenge in der väterlichen Linie. In jedem Fall ist eine Autorität problematisch, die in früher Kindheit ausgeübt wurde und die sehr stark und erdrückend war – mit anderen Worten: Es lagen belastende, zerstörerische Verhaltensweisen vor. Diese Problematik wird sich im Leben oft wiederholt haben, z. B. mit einem Vorgesetzten, der übermäßige Autorität ausstrahlt, oder mit einem autoritären Partner. Umgekehrt lässt sich ebenfalls feststellen, dass die Schädigung auch auf einen Mangel an Autorität seitens des Vaters hindeuten kann.

## Zahn 36

**➜ Erster linker unterer Molar**

Dieser Zahn erzählt uns von Problemen, die während der Schwangerschaft der Mutter, also der eigenen intrauterinen Phase, aufgetreten sind und auf etwas Tiefgreifendes hinweisen, was der Fötus empfunden hat – eine Schuld, die oft mit einer krankhaften Problematik verbunden ist (Verlust eines nahen Verwandten, eines Kindes in dieser Schwangerschaftsphase).

## Zahn 46

**➜ Erster rechter unterer Molar**

Dieser Zahn gibt uns Auskunft darüber, ob wir Schwierigkeiten haben, unseren richtigen Platz, unsere Position in der Gesellschaft, in unserer Tätigkeit zu finden – und zwar abhängig von dem Verhältnis zur Autorität, das wir in der frühen und späteren Kindheit hatten –, und auch von der Schwierigkeit, zur richtigen Handlung überzugehen. In Bezug auf die Zähne 36 und 46 scheint es einen Zusammenhang zwischen ihrer Schädigung und Krankheiten wie Diabetes oder Multiple Sklerose zu geben.

— 3 —

# Zahnwurzeln und Zahnkronen

**Ein Zahn besteht aus seiner natürlichen Zahnkrone – dem oberen, sichtbaren Teil des Zahns, der aus dem Zahnfleisch herausragt – und seiner Wurzel, die im Kieferknochen verankert ist.**

Wir glauben, dass eine Zahnerkrankung der **Wurzel** – etwa Wurzelkaries – ein Hinweis darauf ist, dass dieser Mensch ein Problem im Zusammenhang mit seinen Wurzeln allgemein, seinen Familienlinien, aber auch mit seinen Wurzeln auf territorialer Ebene usw. hat. Fehlen Zähne oder Zahnwurzeln, kann dies auch auf einen Orientierungsverlust auf der Ebene der Generationen und/oder hinsichtlich der eigenen Herkunft hindeuten.

Bei einer **Zahnlockerung** werden die Zahnwurzeln zunehmend sichtbarer und somit freiliegend. Dies lässt auf ein Problem mit Verankerung, Verkörperung schließen. Wie bei einem Baum, dessen Wurzeln kahl und nicht mit Erde bedeckt sind, liegt bei der betreffenden Person zu diesem Zeitpunkt ein tiefgreifendes Problem vor, das oft mit den eigenen persönlichen Erfahrungen, aber auch mit der Familiengeschichte und den eigenen Wurzeln zusammenhängt.

An dieser Stelle sei jedoch auch darauf hingewiesen, dass ein pathologischer Zahnbefund nicht gleichbedeutend damit ist, dass man systematisch genau diese Zusammenhänge finden wird. Die Natur birgt weitaus komplexere Geheimnisse als all das. Andererseits wird das Lesen der Zähne immer ein allgemeines Gefühl für die jeweilige Person vermitteln und dabei helfen, sich ihrem Leiden anzunähern. Das wiederum wird uns neue Untersuchungsansätze liefern.

**In einigen Überlieferungen finden wir bereits diesen psychogenealogischen Einfluss beschrieben.**

*Die Väter haben saure Trauben gegessen, aber den Kindern sind die Zähne davon stumpf geworden.*

– *Das Buch Ezechiel (Hesekiel)* –

*Auch die Zähne als Strukturen haben ihre elterlichen Wurzeln. Wir schulden es unseren Kindern, ihnen gesunde Zähne mitzugeben, das gebietet uns unsere Heiligkeit, es ist unsere Erfüllung.*

– *Annick de Souzenelle* –

Wir sehen also, dass Zähne tiefliegende Dinge offenbaren, dass sie von der persönlichen Geschichte des Einzelnen, aber auch von seiner Familiengeschichte erzählen.

Sie sind wahre Schätze, die uns zum Kern des Seins führen. Man kann sie sogar mit Kristallen vergleichen, besteht die Zahnhartsubstanz doch tatsächlich zum Teil aus kristallinem Hydroxylapatit. Zähne gehören zu den am stärksten mineralisierten Geweben des Körpers.

Wir können die Zähne als echtes Speichermedium bezeichnen, das alle Informationen eines Individuums enthält. Und sie spiegeln unser Innerstes.

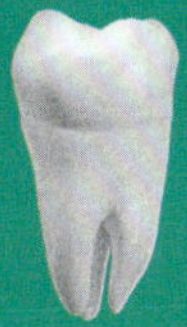

*Kapitel 4*

# DIE SYMBOLISCHE EBENE

Die Botschaft der Zähne –
ein Spiegelbild der Seele

*Das Unverständlichste an unserer Welt ist, dass sie verständlich ist.*

*Albert Einstein*

– 1 –

# Die 4 Zahnquadranten und ihre Symbolik

Jeder Zahn hat eine eigene Nummer und unser Gebiss ist in vier Quadranten aufgeteilt, die den vier Halb-Zahnbögen entsprechen.

## Zuordnung zu den 4 Elementen

- **Quadrant 1** bezeichnet die rechte Hälfte des Oberkiefers:
  → Er umfasst die Zähne 11-18 und steht in Verbindung mit dem Element **Wasser**.
- **Quadrant 2** bezeichnet die linke Hälfte des Oberkiefers:
  → Er umfasst die Zähne 21-28 und steht in Verbindung mit dem Element **Luft**.
- **Quadrant 3** bezeichnet die linke Hälfte des Unterkiefers:
  → Er umfasst die Zähne 31-38 und steht in Verbindung mit dem Element **Erde**.
- **Quadrant 4** ist die rechte Hälfte des Unterkiefers:
  → Er umfasst die Zähne 41-48 und steht in Verbindung mit dem Element **Feuer**.

### DIE 4 ZAHNQUADRANTEN UND DIE 4 ELEMENTE

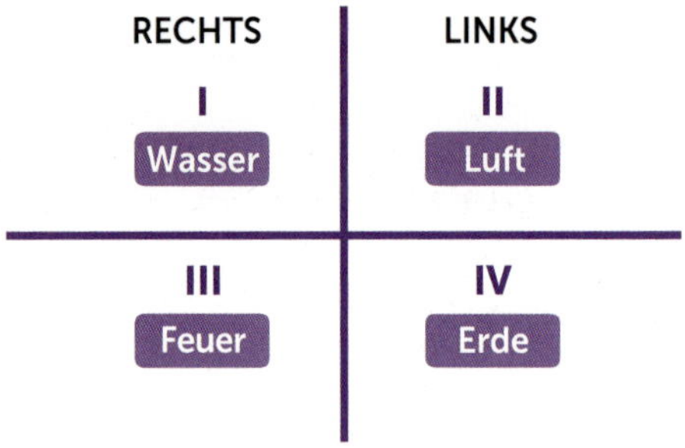


## Zuordnung zu den 4 Lebenden aus der christlichen Glaubenstradition

- **Quadrant 1**
  ➜ wird dem geflügelten Wesen – dem Engel – in der Symbolik der 4 Lebenden (aus der jüdisch-christlichen Glaubenstradition der Kirchenväter) zugeordnet und mit dem Hl. Matthäus assoziiert.
- **Quadrant 2**
  ➜ steht in Verbindung mit dem Adler, der dem Hl. Johannes zugeordnet wird.
- **Quadrant 3**
  ➜ wird dem Stier und dieser wiederum dem Hl. Lukas zugeordnet.
- **Quadrant 4**
  ➜ steht in Verbindung mit dem Löwen, der mit dem Hl. Markus assoziiert wird.

Das fünfte Element – verkörpert durch die **Herrlichkeit** Christi (*Majestas Domini*) – ist nach unserem Verständnis mit dem Wort verbunden.

## WESTPORTAL DER KATHEDRALE SAINT-ETIENNE IN BOURGES „DER TETRAMORPH“ ➜ DIE VIER LEBENDEN

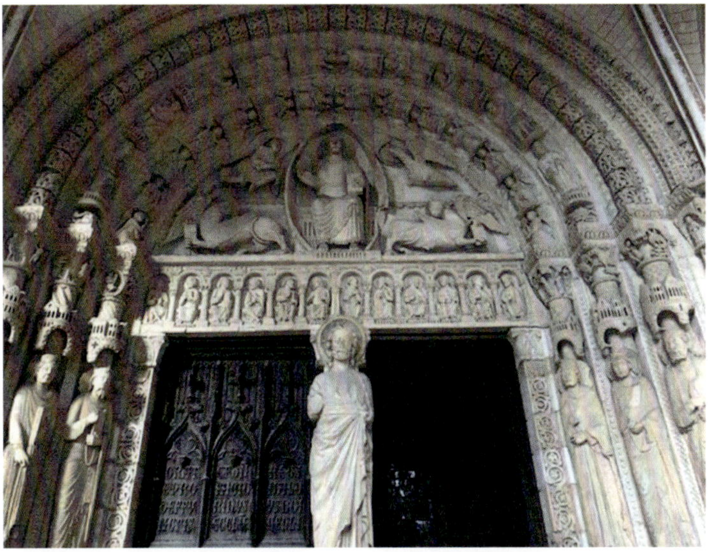

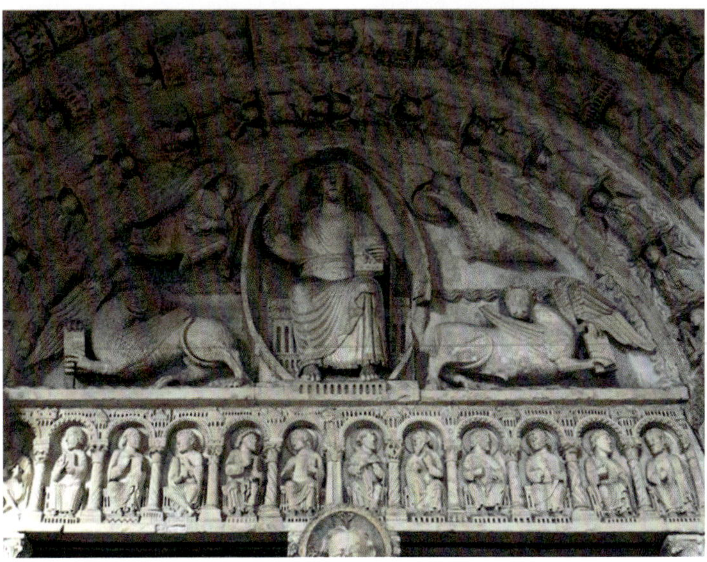

An dieser Stelle will ich anmerken, dass die genannten Zuordnungen eher zum Nachdenken anregen sollen, als dass sie als affirmative Daten zur Entschlüsselung dienen. Ich habe sie in dieses Buch aufgenommen, um so den Weg zu neuen Horizonten, zu neuen Türen zu öffnen. Diese gesamte Symbolik ist sehr vielfältig, dessen bin ich mir voll und ganz bewusst. Und es gibt bereits viele Autoren, die dieses spannende Thema vertieft haben.*

## Beispiel für das Decodieren auf dieser Ebene

Im Fall eines Zahnschadens in Quadrant 2 – also oben links – können wir sagen, dass die betroffene Person ein Problem in Verbindung mit dem Element Luft, also mit ihrem Lebensraum oder sogar ihrem Territorium hat, dass sie vielleicht ein Gefühl des Erstickens verspürt und dass sie versuchen sollte, mehr Abstand zu Erlebtem zu gewinnen und Distanz aufzubauen. Dafür muss sie eine andere Art der „Atmung" (d.h. wie sie ihre Umwelt respiriert) wiederfinden, indem sie versucht, eine umfassende Sicht auf die problematische Situation, die sie beschäftigt, zu entwickeln und auf sich selbst zu hören sowie ihrem Gefühl zu vertrauen.

### VERBINDUNG ZU DEN FÜNF SINNEN

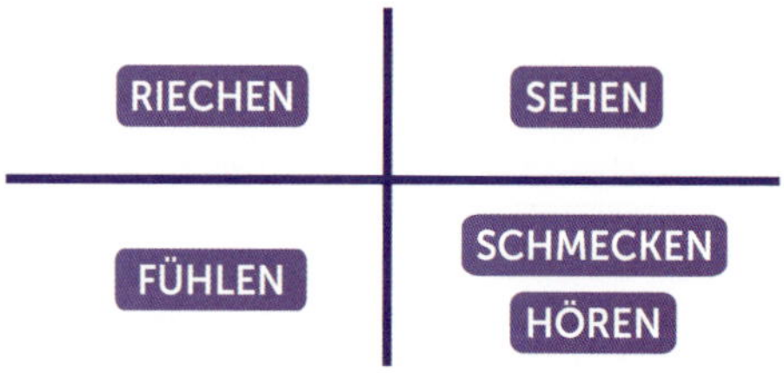


* Das Buch *Le Symbolisme des Quatre Vivants* von Michel Fromaget, erschienen bei Éd. du Félin, 1992, (nicht auf Deutsch) könnte Sie auf diesem Gebiet begeistern.

## Die 4 Zahnquadranten und die 5 Sinne

- **Quadrant 1:**
  ➜ Zähne 11-18: Diese Zähne werden dem **Geruchssinn** zugeordnet.
- **Quadrant 2:**
  ➜ Zähne 21-28: Diese Zähne werden dem **Sehsinn** zugeordnet.
- **Quadrant 3:**
  ➜ Zähne 31-38: Diese Zähne werden dem **Geschmacks-** und dem **Hörsinn** zugeordnet.
- **Quadrant 4:**
  ➜ Zähne 41-48: Diese Zähne werden dem **Tastsinn** zugeordnet.

Die Zuordnung der Zähne zu den **5 Sinnen** ist keineswegs einfach. Die hier dargestellte ist nur eine mögliche Variante, meiner Meinung nach können diese Zuordnungen je nach individueller Entwicklung und Ausrichtung aber auch variieren.

— 2 —

# Zähne und Numerologie

**Die Zähne sind nummeriert – und entweder gibt es keinen Zufall oder aber der Zufall hat dafür gesorgt, dass die Dinge einfach richtig sind.**

Wir werden zunächst die **klassische Numerologie** zurate ziehen, um den einen oder anderen Zahn anhand seiner Nummer zu deuten.

## Was die Zahlen in der klassischen Numerologie besagen

- **1** symbolisiert die Einheit, das Männliche, den Anfang; den Punkt in der Geometrie ...
- **2** steht für die Dualität, das Haus, das Paar, das Weibliche, das Zuhören; die Linie in der Geometrie ...
- **3** bezieht sich auf die Dreifaltigkeit, die Bewegung, sie gibt uns Auskunft über unsere Fähigkeit zu kommunizieren; in der Geometrie steht sie für die Fläche und auch für den Kreis ...
- **4** steht in Verbindung mit Struktur, Organisation, Stabilität, Fundamentlegen, mit den vier Richtungen, den vier Himmelsrichtungen, den vier Elementen ...

- **5** repräsentiert den Begriff der Freiheit, aber auch der Sexualität, des Lehrens ...
- **6** steht im Zusammenhang mit unserer Fähigkeit zu lieben, zu beseelen, zu verbinden ...
- **7** gibt uns Auskunft über unsere Fähigkeit, etwas zu trennen, etwas zu entscheiden, den Geist in der Materie zu verkörpern, zur Tat zu schreiten ...
- **8** steht für die Vielzahl an Möglichkeiten, für unser inneres Gleichgewicht, für Genauigkeit, den Weg der Mitte, Vollständigkeit, Zusammenschluss, Unendlichkeit ...
- **9** spricht von unserer Fähigkeit, alles auf den Punkt zu bringen, den Dingen auf den Grund zu gehen, uns zu bewegen; sie steht in Verbindung mit Reisen, aber auch mit unserem Abstraktionsvermögen.

Es gibt zahlreiche Veröffentlichungen zu diesem Thema. Wenn auch Sie Ihr Wissen darüber vertiefen möchte, finden Sie am Ende des Buches einige Literaturempfehlungen.

**Auf dieser Ebene gestaltet sich das Decodieren sehr einfach:**

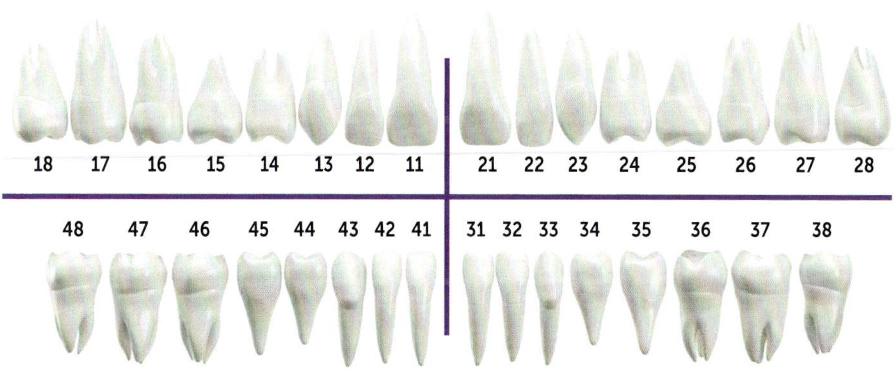

- **Zähne mit Kennziffer 1**:
  ➜ Die Zähne 11, 21, 31 und 41 werden mit Einheit, Vereinigung, dem äußeren und inneren Paar, dem Vater assoziiert.
- **Zähne mit Kennziffer 2:**
  ➜ Die Zähne 12, 22, 32 und 42 werden mit Dualität, Haus und der Mutter in Verbindung gebracht.
- **Zähne mit Kennziffer 3:**
  ➜ Die Zähne 13, 23, 33 und 43 haben mit Kommunikation im Allgemeinen zu tun.
- **Zähne mit Kennziffer 4:**
  ➜ Die Zähne 14, 24, 34 und 44 stehen in Verbindung mit Struktur, Positionierung.
- **Zähne mit Kennziffer 5:**
  ➜ Die Zähne 15, 25, 35 und 45 stehen in Zusammenhang mit Vereinigung, Lehren und Atmen.
- **Zähne mit Kennziffer 6:**
  ➜ Die Zähne 16, 26, 36 und 46 geben Auskunft über Liebe, Liebesbeziehungen und Entscheidungen.
- **Zähne mit Kennziffer 7:**
  ➜ Die Zähne 17, 27, 37 und 47 stehen für Adoleszenz, für die Fähigkeit, sich aufzuschwingen und zu handeln.
- **Zähne mit Kennziffer 8:**
  ➜ Die Zähne 18, 28, 38 und 48 sind der Unendlichkeit, der Vielzahl an Möglichkeiten, den Bewusstseinsveränderungen und der Reife zugeordnet.

Alle diese Interpretationen sind natürlich relativ und hängen von vielen Faktoren ab, wie dem Kontext der therapeutischen Sitzung, dem Alter, den Fragen des Betreffenden usw.

Beim Decodieren ist **alles relativ**. Aber man erkennt dennoch, dass es sich lohnt, die verschiedenen Interpretationsebenen zu beleuchten und ins Kalkül zu ziehen – insbesondere im Rahmen von therapeutischen Sitzungen. All diese Ebenen bieten oft wertvolle Einblicke.

## Beispiel für das Decodieren auf der symbolischen Ebene

### Entschlüsselung von Zahn 13 mithilfe der Numerologie

Der Zahn mit der Nummer 13 ist der rechte obere Eckzahn. Wir können die einzelnen Zahlen 1 und 3 untersuchen und dann ihre Quersumme bilden, also 4. Somit erhalten wir noch zusätzliche Hinweise. Liegt nun ein Problem mit diesem Zahn 13 vor, kann dies mit einem Richtungswechsel zu tun haben, der vollzogen werden muss, mit einer Wende, mit einem Bedürfnis nach Freiheit, nach innerer Befreiung bei gleichzeitigem Bestreben nach Innerlichkeit, nach anderen Bewusstseinszuständen. Das eigene Ich sehnt sich danach, etwas anderes zu erleben. Solange dies nicht geschieht, kann es zu Frustration und einem Gefühl des Unbehagens kommen.

Dies ist auch ein Zeichen dafür, dass wir uns unserem Unbewussten, unserem Inneren zuwenden müssen. Auch ein Inkarnationsproblem und die Vorstellung, am rechten Ort und in seinem Körper gut aufgehoben zu sein, drücken sich hier aus.

### Entschlüsselung von Zahn 47 mithilfe der Numerologie

Der Zahn mit der Nummer 47 entspricht dem zweiten Molaren unten rechts. Wir haben hier die beiden Ziffern 4 und 7, die wir bei der Decodierung untersuchen müssen, deren Quersumme 11 ergibt. Beobachten wir eine Schädigung dieses Zahns, weist uns das auf eine sich in dieser Gestalt manifestierende innere Anspannung hin, auf eine explosive Situation oder eine übermäßige

Belastung – begleitet von einer generellen Schwierigkeit, den eigenen Lebensweg zu gehen, die Lebensaufgabe zu erfüllen.

## Entschlüsselung von Zahn 11 mithilfe der Numerologie

Dieser Zahn entspricht dem ersten Schneidezahn oben rechts. Wir werden die Zahl 1 unter die Lupe nehmen, aber auch die 1 + 1 = 2 decodieren müssen. Hier scheint es also Schwierigkeiten zu bereiten, etwas Neues zu beginnen, sich auf den Weg zu machen. Ist dieser Zahn betroffen, kommt eine gewisse Dualität zum Ausdruck. Es kann sich um ein Problem in der Partnerschaft (innerlich und/oder äußerlich) oder mit dem Zuhause handeln.

Für weitere Beispiele bitte ich Sie, sich die folgenden Seiten anzuschauen. Dort finden Sie die symbolische Entschlüsselung für jeden einzelnen Zahn unter Berücksichtigung der **Numerologie**, der **hebräischen Buchstaben** und der **Tarotkarten** (siehe hierzu die schematische Darstellung auf den Seiten 138 und 139).

## Eine kleine Randbemerkung

An dieser Stelle stellt sich eine Frage (die übrigens auf Konferenzen häufig an mich herangetragen wird):

Warum beginnt die Zahnnummerierung mit 11?

In der Numerologie jedoch bedeutet 11 = 1 + 1 = 2.

Vor Kurzem hatte ich dazu eine interessante Eingebung:

Die Hebräische Bibel beginnt mit dem Wort *Bereschit*, das sowohl „im Anfang" als auch „im Kopf" bedeutet (also der Plan Gottes für die Erschaffung der Welt, den er im Sinn hatte); und der erste Buchstabe dieses Wortes ist ein „B". Das „B" ist der hebräische Buchstabe *Beth*, dessen Zahlenwert 2 ist.

Laut dem *Sohar* – dem bedeutendsten Schriftwerk der Kabbala – soll Gott die Schöpfung mit dem Buchstaben *Beth* mit dem Zahlenwert 2 begonnen haben und nicht mit *Aleph*, das den Zahlenwert 1 hat.

*Aleph* geht der Schöpfung also voraus, heißt es in diesen Schriften.

Darüber sollten wir nachdenken.

Und wir werden später sehen, dass der Zahn 11 in gewisser Weise den Beginn unseres Initiationsweges darstellt. Er repräsentiert mit diesem Wert auch den Beginn der Materialisierung Gottes, des Urgrunds *(principium)* – aber auch diesen Gedankengang gilt es weiterzuverfolgen.

# DECODIEREN DER ZÄHNE MITHILFE DER NUMEROLOGIE

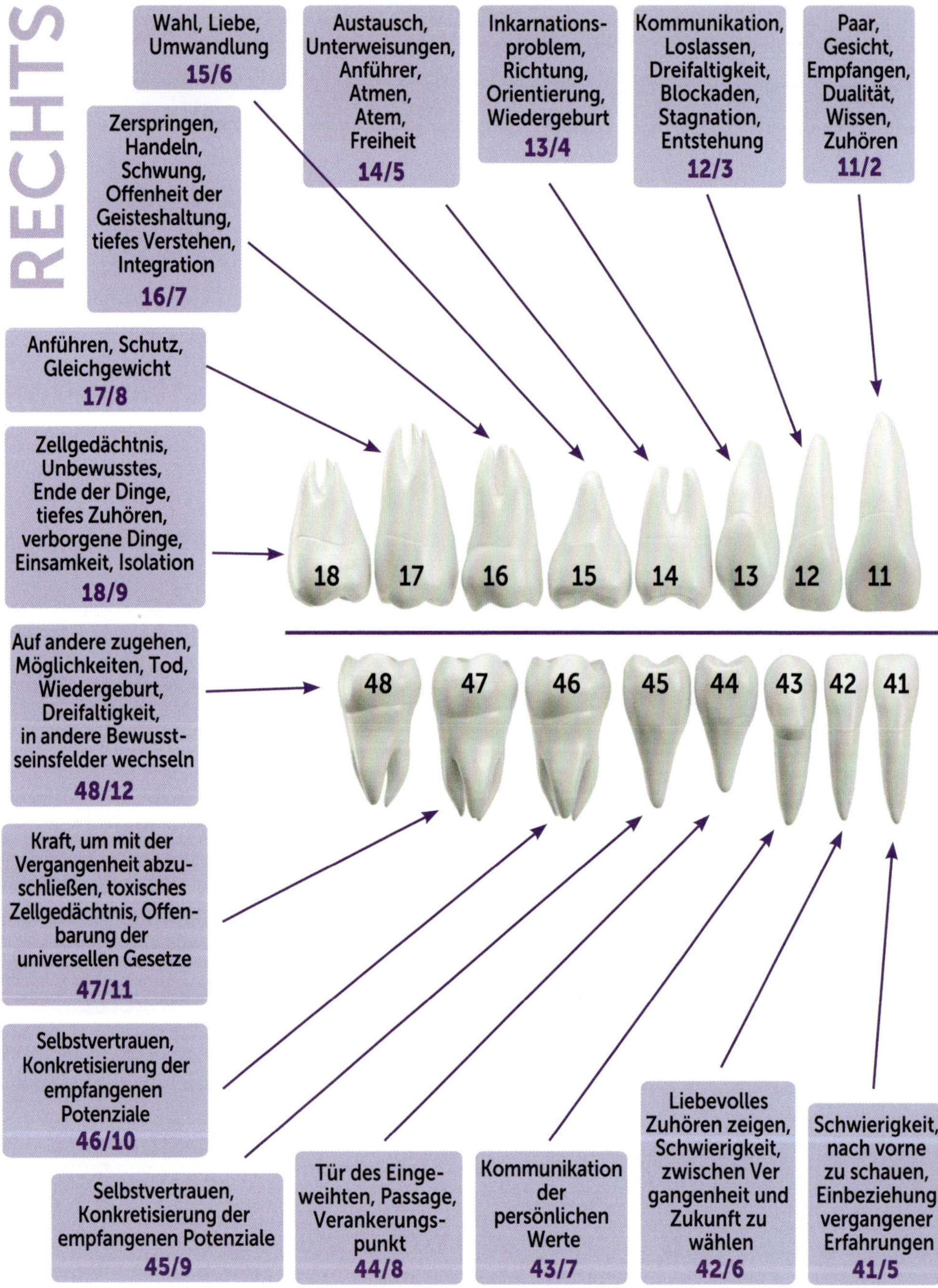

# LINKS

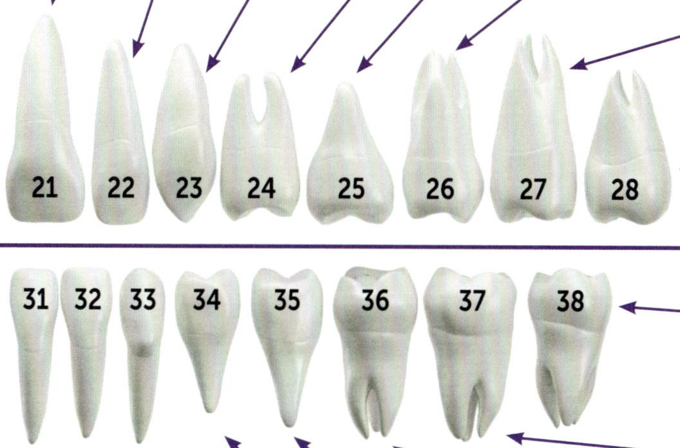


Kommunikation mit der Welt, Offenheit, Empfangen, Austausch
**21/3**

Fähigkeit, zu etwas anderem überzugehen, in Bezug auf die Mutter
**22/4**

Anführer, Lehren, Vereinigung
**23/5**

Vertikalisierung, Wahl, Liebesband
**24/6**

Einbeziehen von Informationen, die man aus den Beziehungen zu Freunden erhält, Annahme von freundschaftlichen Ratschlägen
**25/7**

Gerechtigkeit, die Vielfalt der Möglichkeiten, Gleichgewicht der Pole
**26/8**

Der tiefen Intuition folgen, Selbstvertrauen, den eigenen Weg finden
**27/9**

Loslassen, in andere Bewusstseinsfelder wechseln
**28/10**

Kommunikation mit der Quelle
**31/4**

Anführer, Kommunikation in der Paarbeziehung
**32/5**

Baumstamm, Einweihung, Entscheidung mit dem Herzen, Richtung
**33/6**

Kommunikation mit den Elementen, Richtung, Integration der Elemente
**34/7**

Kommunikation mit den inneren Führern, Vertrauen, Zeugnis, Austausch, ein lebendiger Stein sein
**35/8**

Kommunikation mit dem Herzen, Entstehung, Abschottung, geistige Kommunikation, seiner tiefen Intuition folgen
**36/9**

Potenzial, Übergang zu etwas anderem, Voranschreiten, ohne zurückzuschauen
**37/10**

Schwung, Kraft
**38/11**

— 3 —

# Die Zähne und das hebräische Alphabet

**Die hebräischen Buchstaben stellen für uns eine riesige Informationsquelle dar.**

Jedem Buchstaben ist eine bestimmte Zahl zugeordnet, die ihrerseits eine Energie in sich trägt. Die Buchstaben sind Symbole, Archetypen. In der Kabbala heißt es, dass „Gott sich ihrer bediente, um alle offenbarten Dinge zu erschaffen." Das Alphabet besteht aus 22 Buchstaben, also 22 Zahlen. Diese reichen von 1 bis 10, dann von 10 bis 90, gefolgt von 100 bis 400. Diese Buchstaben, denen Zahlenwerte entsprechen, werden uns im Zusammenhang mit der Botschaft der Zähne wertvolle Untersuchungsansätze bieten.

## Exkurs in die Welt der hebräischen Buchstaben und ihre Zahlenwerte

- **1** entspricht **Aleph:**
  Stier, der Eine (Schöpfer), das tiefe Mysterium der Einheit, Urgrund, Vater

- **2** entspricht **Beth:**
  Haus als Schöpfung; die Fähigkeit, den anderen zu empfangen, den ganz anderen, den „Behälter“ (die elementarische Hülle), Empfänglichkeit
- **3** entspricht **Gimel:**
  Kamel, Bewegung, in Verbindung mit der Drei-Einigkeit
- **4** entspricht **Dalet:**
  Tür, Tor/Durchgang für die Einzuweihenden (Initiation), Matrix
- **5** entspricht **He:**
  Fenster, Bezug zum Atem der Existenz
- **6** entspricht **Waw:**
  Verbindung, Vereinigung
- **7** entspricht **Sajin:**
  Göttliche Gnade, Geist in der Materie, Fähigkeit, endgültig den Ballast der Vergangenheit abzuwerfen ... Die GANZHEIT
- **8** entspricht **Chet:**
  Zaun (Abschirmung), den man sich selbst erschafft, um besser voranzukommen, zu wachsen, Rückkehr, Neuanfang
- **9** entspricht **Teth:**
  Schlange, Vorstellung von Schutz

### Die 9 Buchstaben der Zehnerebene:

- **10** entspricht **Jod:**
  Göttlicher Samenkeim
- **20** entspricht **Kaph:**
  Kraftfeld, Handfläche

- **30** entspricht **Lamed:**
  Lehren, Lernen
- **40** entspricht **Mem:**
  Göttliche Mutter, Tod/Wiedergeburt
- **50** entspricht **Nun:**
  Fisch
- **60** entspricht **Samech:**
  Unterstützung (Stütze), Schild
- **70** entspricht **Ajin:**
  das Auge Gottes
- **80** entspricht **Pe:**
  das Wort des Weltschöpfers
- **90** entspricht **Zade:**
  Verbindung zur mystischen Vereinigung, mit der Vorstellung, der eigenen tiefen Intuition zu folgen und sie zum Ausdruck zu bringen

### Die Hunderterebene mit den letzten 4 Buchstaben:

- **100** entspricht **Koph:**
  in den eigenen Tiefen suchen
- **200** entspricht **Resch:**
  sich arm machen (Armut)
- **300** entspricht **Schin:**
  Symbol für den Zahn (Näheres dazu in den nächsten Kapiteln), Feuer, Geist (Logik)
- **400** entspricht **Tav:**
  Kreuz, Weg, das Ende aller Dinge

Wenn man in diesem Alphabet die Zehnerstelle ändert, wenn man also von den Einern zu den Zehnern und von den Zehnern zu den Hundertern wechselt, verändert man damit auch die Energieebene:

- Die Einer-Ebene wird uns mehr über Prinzipien und Konzepte erzählen,
- auf der Zehner-Ebene erfahren wir, wie sich diese Prinzipien äußern,
- die Hunderter-Ebene hingegen wird uns die Vollendung der Prinzipien aufzeigen.*

Um die hebräischen Buchstaben zu entschlüsseln – bei denen es sich eigentlich um Energien handelt –, müssen wir uns in diese Energien einfühlen, sie spüren und erleben. Sie werden uns dadurch Dinge offenbaren, die so viel reicher und tiefer sind als diese wenigen Worte.

Es gibt Kalligraphie- und sogar Tanzkurse, in denen Sie lernen können, diese wundervollen Buchstaben und ihre Energien zu erleben und in sich aufzunehmen. Je nach Zahnnummer können wir mithilfe der hebräischen Buchstaben einen tieferen Einblick in das Leiden der Person, in das für sie schwer zu Benennende und ihre unbewussten Blockaden gewinnen. Hierfür wird – genau wie bei der klassischen Numerologie – die Quersumme der beiden Zahlen (aus denen sich eine Zahnnummer zusammensetzt) gebildet. Dieses Verfahren bezeichnet man auch als *Gematrie* (hebräische Numerologie).

---

* Französischsprachigen Leserinnen und Lesern empfiehlt die Autorin folgende Titel zur weiterführenden Lektüre: de Souzenelle, Annick: *La Lettre chemin de vie: le symbolisme des lettres hébraïques*, Albin Michel, 1993, und Elia, Marie: *Rencontres avec la Splendeur: le pouvoir guérisseur des lettres hébraïques*, Émeraude, 2017, sowie Bücher und DVDs von Dominique Aubier speziell zur Kabbala.

## Beispiel für das Decodieren von Zähnen auf dieser Ebene

### Zahnnummer 26 – erster oberer Molar links

In diesem Fall ist unsere Zahl die **20**, die dem Buchstaben **Kaph** entspricht – symbolisiert durch die Handfläche, ein Zeichen für Aufnahmefähigkeit. Und wir haben auch die Zahl **6**, die dem **Waw** entspricht – symbolisiert durch einen Haken. Dieser Buchstabe ist sehr wichtig: Er entspricht nämlich der Verbindung des Herzens, der Wiederverbindung mit sich selbst, mit dem göttlichen Teil, den wir alle in uns tragen – an den wir uns erinnern und den wir wachsen lassen sollten. Gleichzeitig haben wir bei dieser Zahnnummer die Quersumme 2 + 6 = **8**, also **Chet**, gleichbedeutend mit Zaun, Abgrenzung. Wir implizieren damit die Vorstellung eines Hindernisses – einer Prüfung –, aber in Wirklichkeit handelt es sich um eine Barriere, die wir uns selbst errichten. Wir dürfen an dieser Stelle nicht vergessen, dass die Zahl 8 die Unzeitlichkeit (Unendlichkeit), die Vielfalt an Möglichkeiten und die Erfüllung symbolisiert.

Diagnostizieren wir nun eine Pathologie an Zahn 26 (oder dessen Fehlen oder eine Fehlstellung), bedeutet dies unter Verwendung dieses Entschlüsselungssystem, dass es sich hier um eine sehr tief sitzende Problematik handelt, die sich auf diese Art und Weise manifestiert.

Es ist ein Hinweis auf eine Herausforderung, die es zu bewältigen, eine Hürde, die es zu überwinden gilt. Dafür muss die oder der Betreffende zumeist eine Phase der **Vergebung** (Vergebung gegenüber sich selbst, anderen, der eigenen Mutter usw.) und der **tiefen Akzeptanz** durchlaufen. Es muss daran gearbeitet werden, sich von der Situation zu distanzieren, Abstand zu gewinnen, um wieder Luft holen zu können. Dies erfordert einen Umkehrprozess, um sich wieder selbst wahrzunehmen und die Verbindung zum inneren Ich wiederzufinden (die in den zurückliegenden Generationen oftmals unterbrochen wurde). Ziel dieses Vorgehens ist eine innere und zugleich transgenerationale Befreiung.

## Zahnnummer 34 – erster unterer Prämolar links

Ist dieser Zahn kariös, devitalisiert oder sogar überkront, können wir davon ausgehen, dass die Person Schwierigkeiten hat, Lehren anzunehmen, eine kleine Stimme in ihrem Inneren zu hören – dafür steht die Zahl **30**, d. h. **Lamed**. Die Zahl **3**, die dem Buchstaben **Gimel** entspricht, weist uns auf eine tiefe Kommunikationsstörung hin. Die **4** – Dalet – signalisiert uns, dass der Betreffende Probleme damit hat, in sich selbst zu ruhen, sich zu profilieren und zu strukturieren. Die Quersumme beider Zahlen, also 3 + 4 = **7**, d. h. **Sajin**, offenbart die Schwierigkeit, sich auf den Weg zu machen, sich von bestimmten Dingen zu befreien, falsche, sich wiederholende Ahnenmuster, die die eigene Entwicklung blockieren, zu durchbrechen. Sajin offenbart uns hier auch ein Inkarnationsproblem – im Sinne einer Vergeistigung der Materie.

Liegt nun also eine Pathologie an Zahn 34 vor, wird es der oder dem Betreffenden aufgrund der bereits aufgeführten Problematik, sich von wiederholenden Ahnenmustern loszusagen, schwerfallen, diese Inkarnation wirklich in der Tiefe zu erleben.

**Botschaft: Eine echte Kommunikation mit seinem inneren Ich wiederfinden, sich selbst vertrauen und sich anderen mitteilen.**

— 4 —

# Die Zähne und die 22 großen Tarotkarten

**Im Tarot gibt es die 22 sogenannten „großen" (Große Arkana) und 64 „kleinen" (Kleine Arkana) Karten.**

In diesem Buch werde ich jedoch nur auf die 22 Großen Arkana (Trumpfkarten) zurückgreifen. An dieser Stelle sei außerdem darauf hingewiesen, dass das Tarot ausschließlich für die persönliche Entwicklung der Patienten und nicht für die Wahrsagerei eingesetzt wird.

Die besagten 22 Karten sind unglaublich vielfältig in ihrer Symbolik. Ich selbst verwende vorzugsweise das *Tarot de Marseille*, das von Alexandro Jodorowsky und Philippe Camoin überarbeitet wurde.

Ich empfehle Ihnen dieselbe Vorgehensweise wie bei der Numerologie. Sie müssen sich in die Karten einfühlen, sie verinnerlichen und sie dann für die Interpretation verwenden, die übrigens immer als relativ zu betrachten ist. Die 22 Hauptkarten des Tarots – die Großen Arkana – tragen alle eine Zahl bzw. einen Zahlenwert. Sie sind von 1 bis 21 nummeriert.

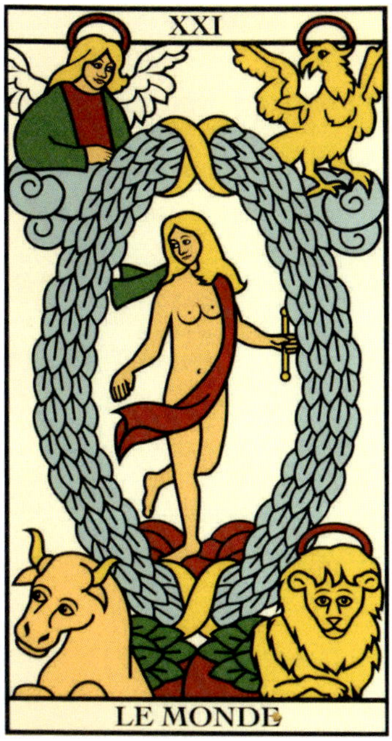


TAROTKARTE NR. 21 → DIE WELT

Die erste Karte entspricht dem Gaukler oder Magier und trägt die Zahl 1. Die Nummerierung ist fortlaufend bis zur Karte der Welt mit der Nummer 21. Zusätzlich gibt es jedoch noch eine spezielle Karte, die sogenannte „Arkane ohne Zahl" – den Narren –, die je nach Lesart mit der Zahl 22 oder 0 assoziiert wird. Wichtig ist an dieser Stelle noch der Hinweis auf die Karte mit der Zahl 13, die als „Arkane ohne Namen" bezeichnet wird.

Über die Nummern der Zähne lassen sich nun Übereinstimmungen mit den verschiedenen Tarotkarten und ihrer Symbolik finden.

- **Tarotkarte Nr. 1: Der Gaukler / Der Magier** (*le Bateleur*)
➜ wird mit einer Person in Verbindung gebracht, die alles in der Hand hat und bereit für einen Neuanfang ist.
- **Tarotkarte Nr. 2: Die Päpstin / Die Hohepriesterin** (*la Papesse*)
➜ bedeutet höheres Wissen, Weisheit, Aufnahme, Mutter, Konzentration und Selbstbesinnung.
- **Tarotkarte Nr. 3: Die Kaiserin / Die Herrscherin** (*l'Impératrice*)
➜ symbolisiert Kommunikation, die weibliche Seite.
- **Tarotkarte Nr. 4: Der Kaiser / Der Herrscher** (*l'Impéreur*)
➜ steht für Stabilität, Struktur, die männliche Seite, die vier Hauptebenen.
- **Tarotkarte Nr. 5: Der Papst / Der Hohepriester** (*le Pape*)
➜ bedeutet Lehrer, Weisheit, Hochzeit, Vater.
- **Tarotkarte Nr. 6: Der Liebende / Der Scheideweg** (*l'Amoureux*)
➜ steht in Verbindung mit Auswählen, Bindung, Liebe.
- **Tarotkarte Nr. 7: Der Wagen** (*le Chariot*)
➜ symbolisiert Aufbruch (Reisen), die *Merkaba*, Ortswechsel, den Geliebten.
- **Tarotkarte Nr. 8: Die Gerechtigkeit** (*la Justice*)
➜ wird assoziiert mit Gleichgewicht, Entscheiden, Urteilen.
- **Tarotkarte Nr. 9: Der Eremit** (*l'Hermite*)
➜ bedeutet Einsamkeit und Aufforderung, der eigenen tiefen Intuition zu folgen. Sie steht in Verbindung mit Therapie, Hermes Trismegistos, dem Ende der Dinge, Stille und tiefer innerer Kommunikation (Reflektion).

- **Tarotkarte Nr. 10: Das Rad des Schicksals** (*la Roue de fortune*)
  → symbolisiert das Rad des Lebens (auch als Rad des Karmas bezeichnet), Erneuerung, Veränderung von Plänen, Dinge bewegen.
- **Tarotkarte Nr. 11: Die Kraft** (*la Force*)
  → zeigt eine Frau, die einem Löwen das Maul aufreißt. Symbolisiert Stärke, die Fähigkeit, seine Ängste, seine inneren Dämonen zu beherrschen, die einen daran hindern, voranzukommen.
- **Tarotkarte Nr. 12: Der Gehängte** (*le Pendu*)
  → steht für Loslassen, (Ab-)Warten, Entstehen, aber auch verschiedene Widerstände.
- **Tarotkarte Nr. 13: Der Tod / Arkane ohne Namen** (*l'Arcane sans nom*)
  → steht im Zusammenhang mit Aufbruch, Aufbruch zu sich selbst; symbolisiert auch alle Verluste/Neuanfänge, mit denen der Mensch früher oder später konfrontiert wird, um an ihnen zu wachsen
  → Vorstellung, alles aus dem Weg zu räumen, was die *Kundalini* daran hindert zu erwachen.
- **Tarotkarte Nr. 14: Die Mäßigkeit** (*la Tempérance*)
  → gehört zu den besonders schönen und positiven Karten im Tarot. Sie steht für Austausch, auch für Engel, für das Wassermannzeitalter, Medizin, Mäßigung, Diplomatie und Heilung.
- **Tarotkarte Nr. 15: Der Teufel** (*le Diable*)
  → signalisiert Umbruch, eine zu vollziehende innere Veränderung, Wandlung, das Fleischliche, Dualität, Sexualität, Lügen und Magie.

- **Tarotkarte Nr. 16: Das Haus Gottes / Der Turm** (*la Maison Dieu*)
➜ steht für den Sprung ins Unbekannte, für das Verlassen eingefahrener Strukturen, das Zerstören alter Denkmuster, Demut, Glauben, Akzeptanz, Vergebung.
➜ Es steht auch in Zusammenhang mit der Erde, mit Leichtigkeit, aber auch mit Chaos.
- **Tarotkarte Nr. 17: Der Stern** (*l'Étoile*)
➜ symbolisiert das vertrauensvolle Loslassen, die Harmonie mit dem Kosmos und der Erde, die Übertragung kosmischer Ordnung, Schutz, Wasser.
- **Tarotkarte Nr. 18: Der Mond** (*la Lune*)
➜ steht in Verbindung mit dem Weiblichen, dem Unbewussten, der Intuition, der Sensibilität.
- **Tarotkarte Nr. 19: Die Sonne** (*le Soleil*)
➜ steht in Verbindung mit gegenseitiger Hilfe, dem Tierkreiszeichen Zwillinge, dem Errichten von etwas Neuem auf der Sonnenseite, dem Initiationspaar.
- **Tarotkarte Nr. 20: Das Gericht** (*le Jugement*)
➜ steht in Verbindung mit Erweckung, Wiedergeburt, einem neuen Leben, einem inneren Ruf.
- **Tarotkarte Nr. 21: Die Welt** (*le Monde*)
➜ symbolisiert Freiheit, Befreiung, Tanz, die befreite Frau, die offene Tür zu neuen Horizonten, das weibliche Geschlecht als Tor, Austausch mit der Welt.

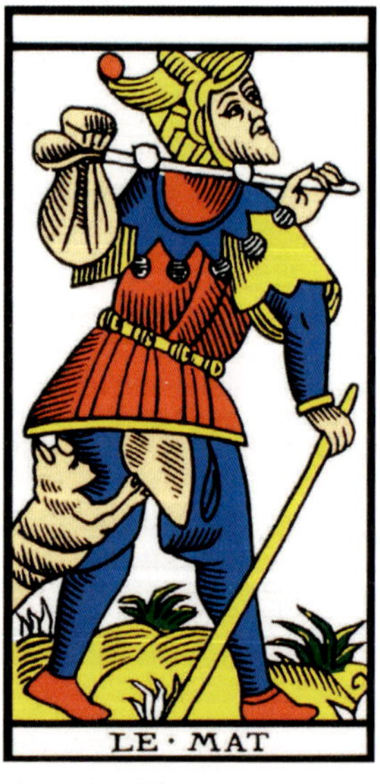


TAROTKARTE NR. 22 ODER 0
➜ DER NARR

- **Tarotkarte Nr. 22: Der Narr**
  (*le Mat*)
  ➜ weist keine Nummerierung auf und wird daher auch als „Arkane ohne Zahl" bezeichnet; ihr wird der Wert 22 zugeschrieben. Mitunter trägt sie jedoch auch die Kartennummer 0. Sie steht in Zusammenhang mit dem Menschen, der auf sich selbst zugeht; es ist eine Person, die ins Leben schreitet, die gezwungen ist, sich in Bewegung zu setzen – wir sehen einen Hund, der den jungen Mann vorantreibt, indem er ihn in die Ferse beißt.
  ➜ Diese Karte steht in Verbindung mit dem befreiten Menschen, dem Menschen – Freiheit –, der *in* dieser Welt ist, aber nicht *von* dieser Welt.
  ➜ Er hat einen Zyklus abgeschlossen und behält nur die Quintessenz seiner Erfahrungen (symbolisiert durch das kleine Bündel, das er an seinem Stab trägt), und er bereitet sich darauf vor, etwas Neues zu beginnen, auf einer anderen Ebene des Bewusstseins.
  ➜ Er ist ein Reisender, ein Pilger, völlig ungebunden und er gehört zu niemandem! Ein Reisender zwischen den Welten.
  ➜ Er ist aber auch der Narr des Königs! Der Andersartige, der Narr, der Troubadour.

*Die göttliche Weisheit ist die Torheit für die Menschen.*

*– In Anlehnung an die Bibel –*

Und weiter steht in der Bibel geschrieben:

*„Ich will zunichtemachen die Weisheit der Weisen: […] Denn die göttliche Torheit ist weiser, als die Menschen sind, und die göttliche Schwachheit ist stärker, als die Menschen sind …"*

*– (Lutherbibel 2017, 1. Korinther 1.25) –*

Diese Hauptkarten (Große Arkana) zeigen uns einen **wahrhaftigen Initiationsweg** auf, den jeder Mensch während seines irdischen Lebens über die verschiedenen Phasen hinweg durchläuft – symbolisiert durch die Karten 1 bis 21 zusammen mit der Karte des Narren, die ausschlaggebende Information enthält und immer unterschwellig vorhanden ist – eine Art „Nullpunkt".

Ich kann Ihnen hier nur einige Denkansätze vermitteln, die natürlich noch weiter vertieft werden müssen. Tarotkarten können auf verschiedenen Ebenen interpretiert werden (beispielsweise auf psychologischer, psychogenealogischer und symbolischer Ebene).

Zu diesen Themen gibt es zahlreiche Literatur. Ich empfehle Ihnen insbesondere *Der Weg des Tarot* (Windpferd 2008) von Alexandro Jodorowsky und Marianne Costa. Wie bereits im Kapitel über die hebräischen Buchstaben erwähnt, möchte ich erneut betonen, wie wichtig es auch hier ist, sich in die Energien einzufühlen, die die Symbole der einzelnen Karten vermitteln, damit Sie sie zur Entschlüsselung von Krankheiten verwenden können.

## Einige Beispiele

### Zahn 23 → oberer Eckzahn links

Wenn wir an diesem Zahn eine Pathologie feststellen, ist dies ein Hinweis auf Fehlfunktionen auf verschiedenen Ebenen.

Zunächst haben wir die Zahl 20 – sie entspricht beim Tarot der Karte „Das Gericht". Es geht also darum, ein neues Leben, einen Neuanfang zu finden, aus einer Situation herauszukommen, eine neue Atmung anzunehmen.

Des Weiteren haben wir die Zahl 2 – die der Karte der Päpstin (auch Hohepriesterin genannt) entspricht und für Selbstreflexion, Studium, auf die innere Stimme hören usw. steht. Die folgende Zahl 3 entspricht der Karte der Kaiserin bzw. Herrscherin. Diese

Karte spricht zu uns über Kommunikation, Vorankommen, Zukunft, erfüllte Weiblichkeit. Wenn wir also eine Schädigung des Zahns 23 beobachten, hat dies mit Kommunikation zu tun, mit der Art und Weise, wie man sich in der Kommunikation positioniert und welche Ausstrahlung man hat. Darüber hinaus betrachten wir die Quersumme aus 2 + 3 = 5, die der Karte des Papstes (Hohepriester) entspricht und uns Informationen über die Beziehung zu unserem Vater gibt, aber auch zu den Themen Vereinigung, Weisheit und zu unserer Fähigkeit, Wissen auf- und anzunehmen.

Zusammengefasst kann man sagen: Liegt beim Zahn 23 eine Pathologie vor, heißt dies, dass wir eine tiefe innere Kommunikation mit uns selbst aufbauen und auf unsere innere Stimme hören müssen. Auch ist es notwendig, unseren inneren Führer wiederzufinden und einer spirituellen Lehre zu folgen, um wirklich vorankommen zu können.

## Zahn 47 → zweiter unterer Molar rechts

Gibt es bei diesem Zahn ein Problem, müssen wir in mehrere Richtungen denken. Zunächst einmal betrachten wir die Zahl 40. In der Numerologie kann diese auf 4 (4 + 0 = 4) reduziert werden und entspricht somit der Tarotkarte des Kaisers (auch als Herrscher bezeichnet). Diese Karte weist auf eine Schwierigkeit hin, den eigenen Weg zu finden, etwas umzusetzen, sich zu strukturieren, Stellung zu beziehen und sie signalisiert darüber hinaus ein Inkarnationsproblem. Wir haben auch die Zahl 7, die der Karte des Wagens entspricht. Sie gibt uns Auskunft über eine Problematik, eine Schwierigkeit, unseren eigenen Weg zu gehen, unsere tiefsten Sehnsüchte zu verwirklichen, mitzugestalten.

Zusammengefasst kann man sagen: Bei einer Pathologie des Zahns 47 kann man davon ausgehen, dass eine Blockade vorliegt, die verhindert, die innersten Träume zu verwirklichen; dass es einen Widerstand gibt, der eigenen tiefen Berufung zu folgen – aus Mangel an Verankerung, an Vertrauen.

## Zahn 15 → zweiter oberer Prämolar rechts

Ein pathologischer Befund für diesen Zahn gibt uns Auskunft auf mehreren Ebenen.

Widmen wir uns zunächst der Zahl 10, die der Tarotkarte „Rad des Schicksals“ entspricht. Diese Karte steht für Fortschritt, Bewegung, Wechsel auf eine andere Ebene, hin zu etwas Neuem. Daher bezeichnet man sie auch als Rad des Karmas. Im Kontext der Zahndecodierung weist sie uns also auf ein Problem durch eine innere und äußere Blockade hin – auf Steine, die im Weg liegen – oder sogar auf ein Problem des „Steckenbleibens“.

Hier findet sich auch die zugrundeliegende Zahl 1, die der Tarotkarte „Der Gaukler“ (auch „Der Magier“ genannt) entspricht und der für Anfang, für die Vielzahl an Möglichkeiten steht. Ein bestehendes Problem liegt also darin, etwas zu beginnen, sich zu engagieren. Betrachten wir eine weitere Zahl, aus der sich die Zahnnummer zusammensetzt: die 5. Sie entspricht der Karte des Papstes (auch unter der Bezeichnung Hohepriester bekannt), die den Vater, die Weisheit, Lehren und Vereinigung symbolisiert. Dies spricht für eine Problematik im Zusammenhang mit dem Vater, mit Führungspersonen im Allgemeinen, mit einer Schwierigkeit, einer Lehre zu folgen. Schließlich haben wir noch die Zahl 15, die der Karte des Teufels entspricht. Sie gibt uns Aufschluss über unsere Fähigkeit, uns zu wandeln, uns tiefgreifend zu verändern und Lehren einzubeziehen.

**Zusammengefasst kann man sagen: Wenn wir eine Beeinträchtigung des Zahns 15 feststellen, offenbart uns dies eine tiefgreifende Problematik, eine Veränderung, die es zu vollziehen gilt, eine Befreiung von bestehenden Zwängen, eine Schwierigkeit voranzukommen, ein physisches Problem. Auch deutet es darauf hin, dass es sich um eine Person handelt, die dazu neigt, sich im Kreis zu drehen …**

5

# Entschlüsselung der Zähne auf symbolischer Ebene

**Wir blicken aus der Perspektive der klassischen Numerologie, der hebräischen Buchstaben und des Tarots darauf:**

In diesem Kapitel werde ich versuchen, Ihnen zu zeigen, wie die symbolische Deutung der verschiedenen Zähne unter Berücksichtigung der klassischen Numerologie, der hebräischen Buchstaben und des Tarots aussehen kann. Ich sage hier bewusst „versuchen", denn diese Interpretation ist insofern schwierig, als dass es sich

**MERKHILFE: DAS ZAHNSCHEMA**

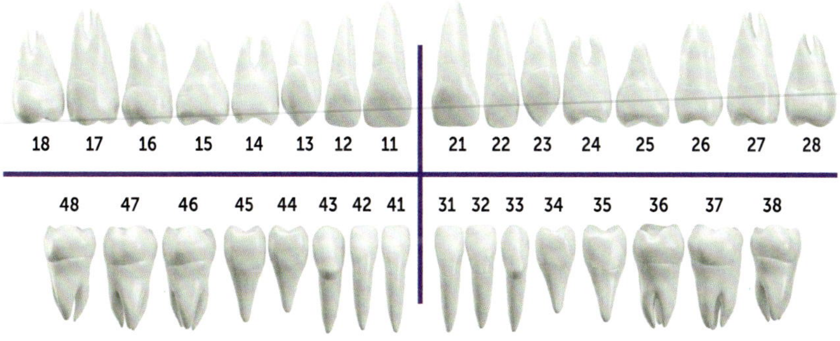

nur um eine Momentaufnahme handelt, die aus ihrem Kontext gerissen wird – d. h. weder den Grund der Konsultation, den Tag der Konsultation, den psychoemotionalen Zustand der betreffenden Person noch eine Analyse ihrer Vergangenheit auf allen Ebenen und ihre toxischen Blockaden und anderes sind berücksichtigt.

*Nichts ersetzt den Moment und das Zusammensein von Patient und Therapeut.*

### Die mittleren Schneidezähne

- **Zahn 11:** Aufbruch, Anfang, Stärke, männlicher Archetyp, eine gewisse Dualität, Selbstbehauptung
  → **Negative Bedeutung:** Mangel an Stärke, Schwierigkeiten, sich zu positionieren, mangelndes Selbstvertrauen, Schwierigkeiten, etwas zu beginnen
- **Zahn 21:** Offenheit, Kreativität, Geburt, eine Tür, weiblicher Archetyp, sich in der Welt bewegen, Übergang, Kommunikation
  → **Negative Bedeutung:** Schwierigkeiten, in die Welt hinauszugehen, sich der Welt zu stellen, mit dem Weiblichen im Allgemeinen, mit seinem inneren weiblichen Pol, in der Kommunikation
- **Zahn 31:** Bodenständigkeit, Stärke in der Kommunikation, der Schlüssel liegt im Austausch
  → **Negative Bedeutung:** Schwierigkeiten zu kommunizieren, zu reden, ein Gespräch zu beginnen – meist angstbedingt
- **Zahn 41:** eine Richtung einschlagen, beginnen, sein Inneres zu zeigen, Handlungen einleiten, um Ziele zu verwirklichen
  → **Negative Bedeutung**: Angst vor Umsetzung, mangelndes Vertrauen, oberflächliche Pläne, Suche im Außen, fehlende Verankerung

## Die seitlichen Schneidezähne

- **Zahn 12:** Lehren oder Lernen, Warten, Loslassen, Entstehung, auf die innere Stimme hören, Zeit für einen Rückzug
  ➜ **Negative Bedeutung:** Blockade, Zeitverlust, Stagnation, Instabilität, Schwierigkeiten, sich zu positionieren
- **Zahn 22:** Symbol für Tor, Befreiung, Initiation, sich selbst treu sein, etwas, das einen vorwärtstreibt
  ➜ **Negative Bedeutung:** im Kreis drehen, zu kopflastig, sicherheitsfanatisch, langes Abwägen von Plänen
- **Zahn 32:** Lehren, Weitergabe, Kommunikation mit dem Weiblichen
  ➜ **Negative Bedeutung:** Angst vor Partnerschaft, vor der Kommunikation in der Partnerschaft und mit anderen, Dualität
- **Zahn 42:** Verwirklichung von Träumen, tiefen Sehnsüchten, Lebensentscheidungen
  ➜ **Negative Bedeutung:** Schwierigkeiten bei der Konkretisierung, Inkarnationsproblem

*Botschaft: Vertrauen Sie bei Entscheidungen sich selbst und hören Sie auf Ihr Herz.*

## Die Eckzähne

- **Zahn 13:** Symbolisiert Tod und Wiedergeburt, tiefgreifenden Wandel, wieder ins Leben zurückfinden, zu sich selbst finden, Körper steht im Vordergrund, den eigenen Willen manifestieren, Verkörperung durch Kommunikation
  ➜ **Negative Bedeutung:** Schwierigkeiten, zu etwas anderem zu wechseln, Schwierigkeiten, diese Inkarnation zu akzeptieren

- **Zahn 23:** Zwingende Vorstellung, dass man seine Gefühle mitteilen und sich durch Kommunikation von Frustrationen befreien muss, wobei bei der Kommunikation in der Partnerschaft „Paar“ im weiteren Sinne zu verstehen ist, dass man also auf seine weibliche und männliche Polarität (Probleme mit den Eltern) hören sollte usw.
  → **Negative Bedeutung:** Probleme, sich selbst zu vertrauen, dem eigenen Gefühl zu trauen, sein eigener Führer zu sein
- **Zahn 33:** Kommunikation mit dem Herzen, wichtiger Übergang, Entscheidungsfindung, Wahl der Liebe, Vertrauen und Zuversicht, die Verbindung des Herzens aufrechterhalten, sich folgende Fragen stellen: „Ist meine Kommunikation richtig?“ und „Kann ich wirklich mit Liebe kommunizieren?“, Initiation
  → **Negative Bedeutung:** Schwierigkeiten, Entscheidungen zu treffen, übereilte Entscheidungen, etwas übersehen oder versäumen, Alarmglocke
- **Zahn 43:** Konkretisierung durch Kommunikation, ein wichtiger Wendepunkt, der erreicht werden muss, Ausrichtung auf das Innere, sich folgende Frage stellen: „Ist meine Kommunikation konstruktiv?“, Selbstbehauptung
  → **Negative Bedeutung:** Fehlende Verankerung, Schwierigkeiten, mit sich selbst im Reinen zu sein

## Die ersten (vorderen) Prämolaren

- **Zahn 14:** Austausch, Heilung, Erfassen von Informationen, Verankerung in unserer eigenen Quelle, der eigene Führer sein
  → **Negative Bedeutung:** Mangel an Austausch, Harmonie, Mäßigung
- **Zahn 24:** Auf die innere Stimme hören, sich selbst vertrauen, um die richtigen Entscheidungen zu treffen, um über die

Dualität hinauszugehen, Herzensverbindung, Herzensentscheidungen, innere Zuversicht
➜ **Negative Bedeutung:** Blockierte innere Kommunikation, Härte gegen sich selbst

- **Zahn 34:** Dinge beim Namen nennen, die richtigen Worte finden, in Einklang mit dem sein, was man sagt
➜ **Negative Bedeutung:** Unsicherheit in der Kommunikation und allgemein im Leben

- **Zahn 44:** Pforte der Einweihung (Initiation), in sich selbst ruhen, Wiederverbindung mit dem tiefen Selbst, Verankerung, Selbstvertrauen, Vertrauen in das Leben, voranschreiten und aufbauen, richtige und solide Konstruktionen
➜ **Negative Bedeutung:** Schwierigkeiten, wieder Verbindungen herzustellen, sich zu befreien, etwas aufzubauen, zu etwas anderem zu wechseln, Abkapseln und Engstirnigkeit

## Die zweiten Prämolaren

- **Zahn 15:** Zu vollziehende Veränderung, notwendige Wandlung, alles von sich abstreifen, zum Wesentlichen vordringen, der eigenen tiefen Intuition folgen, über bestehende Konzepte hinausgehen, notwendige Veränderungen in den Beziehungen zu Männern, zum Vater
➜ **Negative Bedeutung**: Dualität, Blockade, Unschärfe, zu befreiendes Unbewusstes

- **Zahn 25:** Auf Führungspersonen hören, auf die eigene innere Stimme hören, den eigenen inneren Führer finden, Selbstvertrauen, notwendiges Öffnen für tiefere Ebenen, notwendige Veränderungen in den Beziehungen zu Frauen, zur Mutter, zum Weiblichen
➜ **Negative Bedeutung:** Komplizierte Beziehungen zum Weiblichen, schwierige Beziehungen zu anderen, Schwierigkeiten in der Partnerschaft

- **Zahn 35:** Kommunikation mit Führungspersonen, mit dem eigenen inneren Führer
  ➜ **Negative Bedeutung:** Schwierigkeiten mit dem Vater, mit Männern, Schwierigkeiten, den eigenen Weg zu finden
- **Zahn 45:** Wachsen in Übereinstimmung mit den eigenen Prinzipien, mit dem eigenen inneren Führer, Selbstvertrauen
  ➜ **Negative Bedeutung:** Erwartung, Einsamkeit, Schwierigkeiten damit, eine gewisse Weisheit zu verkörpern, weil es an Vertrauen, an tiefer Verwurzelung fehlt

## Die ersten (vorderen) Molaren

- **Zahn 16:** Über vermittelte Konzepte hinausgehen, die in Verbindung mit dem männlichen Archetyp stehen, die eigenen Bezugsgrößen wiederfinden, die eigene Quelle sein, die Verbindung zur Quelle, zur eigenen inneren Quelle wiederfinden
  ➜ **Negative Bedeutung:** Unflexibel oder unnachgiebig, Probleme mit Autoritäten im Allgemeinen, Mangel an Toleranz, fehlendes Einfühlungsvermögen gegenüber anderen und sich selbst, verlässt sich zu sehr auf andere
- **Zahn 26:** Über die mütterlichen Bezugspunkte hinausgehen, die in Verbindung mit dem weiblichen Archetyp stehen, die vermittelten Werte ausbauen, eigene Intuitionen aufnehmen, sich selbst mit Liebe annehmen, Selbstvertrauen, Liebe, die man gibt, um sein eigenes Ich und andere Menschen anzunehmen
  ➜ **Negative Bedeutung:** Verschiedene Blockaden, mangelnde Harmonie
- **Zahn 36:** Mit Liebe kommunizieren, auf sich selbst hören, auf die leise innere Stimme hören, Besinnung, Zeit, die man sich selbst widmet (Achtsamkeit), ein Buch schreiben

→ **Negative Bedeutung:** Mangelndes Selbstvertrauen, schwierige Kommunikation auf allen Ebenen

*Botschaft: Folge der eigenen tiefen Intuition.*

- **Zahn 46:** Etwas mit Liebe aufbauen, sich befreit und mit gutem Willen in Aktivitäten einbringen, die eigenen Pläne verwirklichen, zu anderen Möglichkeiten voranschreiten, den Grundstein für künftige Bauten legen, das eigene Leben verändern
  → **Negative Bedeutung:** Schwierigkeiten, die eigene Lebensaufgabe zu erfüllen, konkret voranzugehen, um Träume zu verwirklichen

### Die zweiten Molaren

- **Zahn 17:** Sich aufschwingen, sich von alten Bezugspunkten lösen, die die eigene Entwicklung behindern können, Führung, Glücksstern, Wiederverbindung mit sich selbst
  → **Negative Bedeutung:** Trennung, Trennungsgefühl, Einsamkeit, Umherirren
- **Zahn 27:** Auf sich selbst hören, um besser voranzukommen, um leichter loslassen zu können, Angst vor Veränderungen, sich öffnen, sich in eine Bereitschaft versetzen, um das Neue, neue Werte, die sich in uns niederlassen wollen, willkommen zu heißen
- **Zahn 37:** Etwas anderes tun, die Art der Kommunikation verändern (auf verschiedenen Ebenen), tun, was gesagt wird
  → **Negative Bedeutung:** verschiedene tiefsitzende Blockaden, Stillstand
- **Zahn 47:** Richtiges Handeln, Umsetzungskraft, Konkretisieren
  → **Negative Bedeutung:** Unklarheit, Ängste, Verirrung

### Die Weisheitszähne

- **Zahn 18:** Wiedervereinigung mit dem eigenen Selbst, der eigene Vater sein, neue Sichtweise auf das Leben, neue Paradigmen, Befreiung von Konzepten
- **Zahn 28:** Integration des Weiblichen, die eigene Mutter sein, das Leben willkommen heißen, im Hier und Jetzt leben, das Leben in jedem Moment in sich fließen lassen
- **Zahn 38:** *Ouroboros* (auch als Schlange der Ewigkeit bezeichnet), fließende Kommunikation, Kommunikation auf mehreren Ebenen, Schreiben, mündliche Übertragung – Kommunikation mit dem Unendlichen –, sich selbst annehmen ...
- **Zahn 48:** Verankerung in subtilen Ebenen, Entfaltung des Seins als Wesen, das tiefste Innere zeigen, Ende und Anfang

## Beispiele für das Decodieren der Zähne mithilfe der Symbolik

### Pathologie an Zahn 44

**➜ Erster unterer Prämolar rechts**
Bei einer Entschlüsselung mithilfe der Symbolik würde dies bedeuten, dass es uns schwerfällt, etwas anderes zu tun und dies sowohl in materieller Hinsicht als auch in Bezug auf unsere Denkmuster. Gleichfalls ist eine Problematik an diesem Zahn ein Zeichen dafür, dass es uns an Verankerung mangelt. Es wird sich ein Bedürfnis entwickeln, die eigenen Wurzeln zu finden. Darüber hinaus ist es auch notwendig, in sich selbst zu ruhen, um etwas Solides und Dauerhaftes aufbauen zu können usw.

## Pathologie an Zahn 37

**➜ Zweiter unterer Molar rechts**
Bei einer Entschlüsselung mithilfe der Symbolik könnte dies ein Hinweis dafür sein, dass wir Schwierigkeiten haben, Gesagtes umzusetzen; dass es durch einen Mangel an Kommunikation eine Blockade in der Bewegung gibt usw.

## Pathologie an Zahn 11

**➜ Oberer mittlerer Schneidezahn rechts**
Bei einer Entschlüsselung mithilfe der Symbolik würde dies dahingehend ausgelegt werden, dass wir Schwierigkeiten mit dem männlichen Archetyp (darunter auch Probleme in der Beziehung zum Vater, zum Sohn, zum Ehemann) und auch mit unserer eigenen männlichen Seite haben.

Dies kann sich in einem Mangel an Kraft für Aktivitäten äußern, was zu Komplikationen in der Partnerschaft (innerlich und äußerlich) führen kann usw.

**Zur Erinnerung: Alle diese Interpretationen sind als relativ zu betrachten und noch tiefgründiger zu hinterfragen; sie dürfen also keinesfalls wortwörtlich genommen werden. Es handelt sich lediglich um Untersuchungsansätze. Es liegt an uns, sie in ihren jeweiligen Kontext zu setzen.**

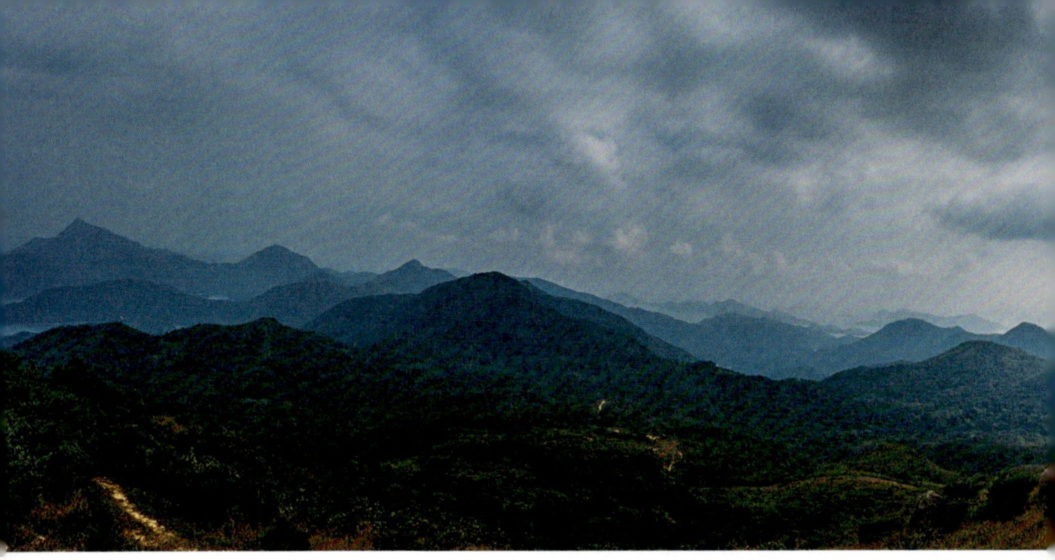

— 6 —

# Weitere Zuordnungen

Es gibt noch mehr Möglichkeiten, wie Sie Zuordnungen vornehmen können, insbesondere zwischen Zähnen, Wirbeln und hebräischen Buchstaben.

## Zuordnungen zu Wirbeln

Der Osteopath Jean-Pierre Guiliani hat sich mit diesem Thema auseinandergesetzt.* Er ordnet dafür die 22 hebräischen Buchsta-

* Guiliani, Jean-Pierre: *L'Alphabet du corps humain*, Arkhana Vox, 1999 (nicht auf Deutsch erhältlic)

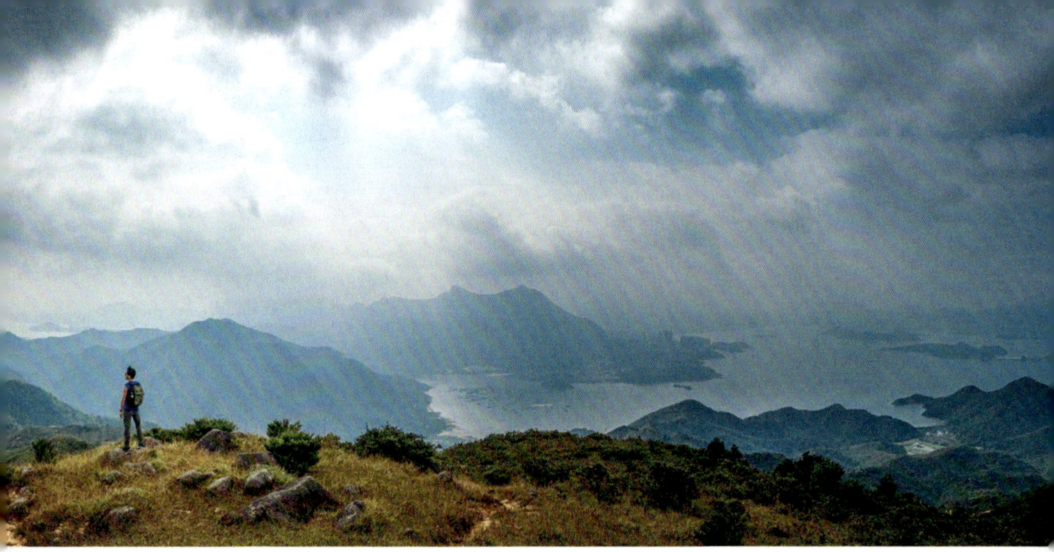

ben den einzelnen Wirbeln zu. Es kann durchaus hilfreich sein, den Buchstaben, den wir ermittelt haben, mit einem Wirbel und dem zugeordneten Zahn in Verbindung zu bringen.

## Zuordnung zu Tugenden und Lastern

Wighard Strehlow, ein deutscher Heilpraktiker, macht uns mit dem Wirken der Hl. Hildegard von Bingen bekannt, die im 12. Jahrhundert als Nonne und Heilerin tätig war. Auf Grundlage ihrer Schriften ordnet er z. B. jedem Wirbel entsprechende Laster oder Tugenden zu.

Hildegard von Bingen berücksichtigt in der Tat bereits die komplexen Verbindungen zwischen Körper und Seele … und sie zeigt uns, dass jede Fehlfunktion psychischer oder physischer Art eine Botschaft in sich trägt. Sie lehrt uns auch, den verborgenen Sinn hinter dem scheinbar Unverständlichen zu verstehen. Für weitergehende Informationen empfehle ich sein Buch *Die Psychotherapie der Hildegard von Bingen. Heilen mit der Kraft der Seele* (Droemer Knaur, 2010).

## Verbindung zum ältesten klassischen chinesischen Text Yì Jīng

Auch Toni Ceron, der sich auf alchemistische Medizin spezialisiert hat, zog zahlreiche Parallelen – vor allem zwischen Zähnen, Tarotkarten, Schwingungsfrequenzen und dem Yì Jīng (Yi-King oder I Ging in der historischen Umschrift). Seine bemerkenswerten Bücher zu diesem Thema bieten eine Fülle von hilfreichen Informationen zum Entschlüsseln von Zahnschmerzen. Wenn Sie mehr darüber erfahren möchten, empfehle ich Ihnen sein (französischsprachiges) Werk *Interprétation alchimique du Yi-King et du Tarot*.*

All das sind Werkzeuge, auf die wir zurückgreifen können und die uns mögliche Wege aufzeigen – ganz gleich, ob wir nun Patient oder Therapeut sind. Aber die Qualität des Zuhörens beim Therapeuten und die Aufrichtigkeit beim Patienten sowie das während der Beratung aufgebaute Vertrauen sind entscheidend, um die Ursache des Missbefindens aufzuspüren.

Zu Beginn meiner beruflichen Laufbahn – ich arbeitete damals in Le Puy-en-Velay in einer Gemeinschaftspraxis mit – lernte ich Dr. Simone Fayeton kennen, eine homöopathisch arbeitende Ärztin und Autorin mehrerer Bücher auf diesem Gebiet. Sie erklärte mir seinerzeit, dass man erst einmal viele Dinge verlernen müsse, bevor man die Homöopathie erlernen kann. Und tatsächlich, während einer Konsultation ist das schon ein wenig so … Wir starten zunächst mit der Untersuchung, stellen Verbindungen her … und dann, wenn wir alles hinterfragt haben und mit der Diagnose weitergekommen sind, müssen wir eine Pause einlegen, uns die Zeit nehmen, um etwas Abstand zu gewinnen. Und es ist genau in diesem Moment, wenn etwas geschehen kann, das über das Rationale hinausgeht. Wir sehen plötzlich das

---

* Ceron, Toni: *Interprétation alchimique du Yi-King et du Tarot*, Éd. ColDuFeu, 2005 (nicht auf Deutsch erhältlich)

Ungleichgewicht und treffen damit, wie von Zauberhand gelenkt, genau des Pudels Kern. Auf einmal ist alles klar und die Grundproblematik offenbart sich uns.

Es geschieht also in jenem Moment, wenn wir das Bekannte loslassen – als Therapeut und wahrscheinlich auch als Patient –, dass sich die Wahrheit Bahn bricht, jenseits aller Vorbedingungen.

**Diese Herangehensweise deckt sich auf verblüffende Weise mit Gedanken wie:**

*Er muss wachsen, ich aber muss abnehmen.*

– Johannes der Täufer –

*Wer auf dem Ozean der Wahrheit schwimmen will, der muss sich selbst zuerst auf null reduzieren.*

– Gandhi –

Oder auch:

*Sowohl der Patient als auch der Homöopath müssen ihre Logik und ihr Denken beiseitelassen und sich auf eine Entdeckungsreise begeben. Das Ziel ist, tiefere Ebenen zu erreichen, aber ohne die Erwartung, zu einem endgültigen Ergebnis zu kommen; weder der Patient noch der Homöopath wissen, was zum Vorschein kommen kann. Die Konsultation soll den Patienten Schritt für Schritt zum Kern seines Wesens führen ...*

– Rajan Sankaran –

**Wir sehen auch, dass es für einen Therapeuten unerlässlich ist, gut zuhören zu können und sich selbst auf den Weg gemacht zu haben, um überhaupt behaupten zu können, irgendjemanden zu behandeln ...**

Zu allen Zeiten gab es Schulen für die unterschiedlichen Therapieansätze, in denen man über viele Jahre lernte und bestimmte Lebensregeln einhalten musste, bevor man mit dem Behandeln beginnen konnte – sei es in den Schulen der Essener (auch: Essäer), der Ägypter oder, uns etwas näherliegend, der Therapeuten von Alexandria – Vorläufer echter Mönchsärzte –, deren asketische Regeln und Bräuche einen großen Respekt vor dem Leben widerspiegelten.

**Diese Qualität der Präsenz einer Therapeutin oder eines Therapeuten muss erarbeitet werden; sie oder er selbst muss das Leben und sich selbst respektieren, und dabei selbst auch immer auf der Suche sein, wie in einer Art täglicher Meditation – was keineswegs ausschließt, in dieser Welt auch all das zu leben, was es lebenswert macht.**

— 7 —

# Symbolik der Zahnokklusion

**Der Befund zur Okklusion zeigt uns, in welchem Zustand des Gleich- oder Ungleichgewichts sich Himmel und Erde befinden.**

Dabei gehen wir davon aus, dass der Oberkiefer mit dem Himmel, mit dem Vater in Verbindung steht und der Unterkiefer mit der Erde, mit der Mutter.

**HIMMEL**

Oberkiefer

---

Unterkiefer

**ERDE**

Im Folgenden werden wir auch sehen, dass die Zähne des Oberkiefers mit der „wissenden Gehirnhälfte" und die Zähne des Unterkiefers mit der „handelnden Gehirnhälfte" auf einer bestimmten Ebene korrelieren können.

**DIE WISSENDE**

Oberkiefer

---

Unterkiefer

**DIE HANDELNDE**

Oder aus einer anderen Perspektive dargestellt:

| **Rechte Seite** | **Linke Seite** |
|---|---|
| DIE WISSENDE | DIE HANDELNDE |

In der *Tabula Smaragdina* finden wir zu diesem Thema:

*Siehe, das Oberste kommt vom Untersten, und das Unterste vom Obersten; ein Werk der Wunder von einem Einzigen.*

– Hermes Trismegistos (um 3000 vor Jesus Christus) –

Diese Aussage können wir besonders gut an der Okklusion der Zähne überprüfen.

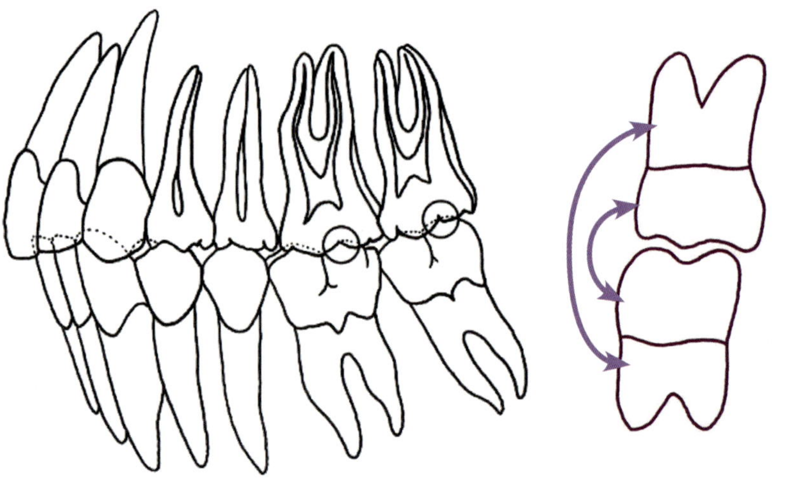

Mit anderen Worten: Die Wurzeln der Zähne im Unterkiefer sind wie die Wurzeln der Zähne im Oberkiefer, und die Kronen der oberen Zähne sind wie die Kronen der unteren Zähne. All das schafft eine gewisse Harmonie, eine Einheit – wenn keine okklusale Störung vorliegt.

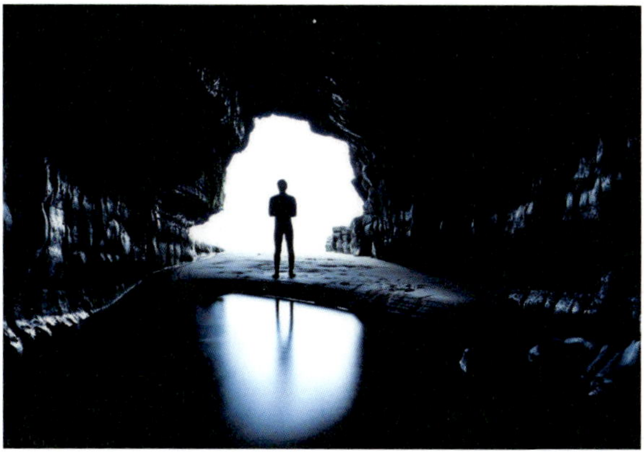

Stellen wir jedoch auf dieser Ebene eine Störung fest – beispielsweise eine Malokklusion (auch als Zahnfehlstellung oder Fehlbiss bezeichnet) –, können wir davon ausgehen, dass ein Ungleichgewicht vorliegt, das entweder auf einen Mangel an Verwurzelung, Verankerung oder auf den Verlust von Bezugspunkten, von **Vertrauen**, einer **Einheit** zurückzuführen ist. Diese Erkenntnis ist umso bedeutsamer, als dieser Fehlbiss die gesamte Körperhaltung negativ beeinflussen und sich die Betroffenen infolgedessen in gewisser Weise „wackelig" fühlen.

Ist der Biss hingegen harmonisch, können wir dies als Ausdruck von Vollkommenheit, von Wiederherstellung der Einheit, also einer Harmonisierung des weiblichen und männlichen Prinzips in sich selbst, interpretieren.

Hier finden wir die Symbolik des Salomonsiegels wieder, wo die Materie vergöttlicht wird, wo der Geist die Materie belebt …

*Ein ausgeglichener Zahnbiss ist ein Zeichen für echten inneren Einklang, für Harmonie.*

Hier manifestiert sich der Begriff der wiedergewonnen, wiederintegrierten (göttlichen) Einheit. Auf dieser Ebene berühren wir sehr subtile Bereiche des Seins. Wir berühren die heilige Ebene.

– 8 –

# Das Kiefergelenk

Dieses Gelenk **verbindet** die Maxilla (Oberkiefer) und die Mandibula (Unterkiefer) miteinander. Wir haben ein rechtes und ein linkes Kiefergelenk.

Auf symbolischer Ebene haben beide eine große Bedeutung: Sie symbolisieren die Bindung – das Vertrauen – zwischen oben und unten, Himmel und Erde, Vater und Mutter und auch zwischen den beiden in uns wohnenden Seiten – der weiblichen und der männlichen. Sie fungieren als Scharniere, als Verbindungsstellen, die Beeinträchtigungen aufweisen können.

Diese wiederum äußern sich auf unterschiedliche Art und Weise: entweder durch Knacken, Klicken oder durch Schmerzen. Je nach Manifestationsform ergeben sich unterschiedliche Deutungen.

**Knacken:** Schwierigkeiten beim Loslassen, eine chaotische Situation, die jederzeit implodieren kann; man hält durch, man nimmt sich zusammen … Wobei man Gefahr läuft, jederzeit komplett zusammenbrechen.

**Klicken:** Weist eher auf etwas hin, was man nicht hören, nicht sehen will …

**Ausgekugelte Kiefergelenke:** Kritische Situation, Schwierigkeiten, seinen Platz einzunehmen, steht möglicherweise in Zusammenhang mit einer Knieproblematik, Inkarnationsproblem.

**Schmerzen:** Schwierigkeiten, sich zu binden, die innere **Verbindung** zu finden, allgemeine Beziehungsprobleme.

Man spricht auch von **sich mühsam am Riemen reißen:** Man grübelt. In diesem Fall ist der Kiefergelenkmeniskus betroffen – konkret eines der ihn haltenden Bänder, das Teil des Kiefergelenks ist –, der hier zusammengedrückt, gequetscht wird. Dies deutet auf echte Schwierigkeiten mit dem Loslassen hin, auf ein generelles Kommunikationsproblem (seine Leiden anderen mitzuteilen) und auf Gefühle von Schwere, Last und Druck jeglicher Art.

Ein weiterer bedeutungsvoller Aspekt ergibt sich aus dem Buchstabieren der Abkürzung der lateinischen bzw. französischen Bezeichnung für Kiefergelenk: *Articulatio temporomandibularis* oder *articulation temporo-mandibulaire* = ATM.

ATM wird gesprochen als „A-Te-Em" und diese Phonetik kann im Französischen auch mit folgenden Worten wiedergegeben werden: *Athée aime*! Auf Deutsch bedeutet dies: Gottesleugner (Atheist), liebe!

In diesem Zusammenhang ist der Verweis auf die „Sprache der Vögel" (auch als phonetische Sprach-Cabale, Grüne Sprache oder Sprache der Götter bezeichnet) sehr interessant, bei der es sich bekanntermaßen um eine phonetische Sprache handelt.

Die Kiefergelenke offenbaren uns unsere Fähigkeit **zu lieben** – andere und uns selbst.

An dieser Stelle möchte ich kurz anmerken, dass sich das Wort „Religion" von *religos* – also „wiederverbunden sein" – ableitet.

Die Kiefergelenke zeigen uns unsere Fähigkeit, mit unserem inneren Wesen verbunden zu sein – aber auch mit dem **großen Selbst**, von dem Carl Gustav Jung spricht.

Diese Gelenke stehen ebenfalls mit unserem **Lebensbaum** in Verbindung und geben Aufschluss über dessen Wachstumsstadium und unsere Fähigkeit, uns aufzurichten und unsere **Lebensachse** wieder zu integrieren.

### DER MENSCHLICHE KÖRPER UND DER BAUM DES LEBENS

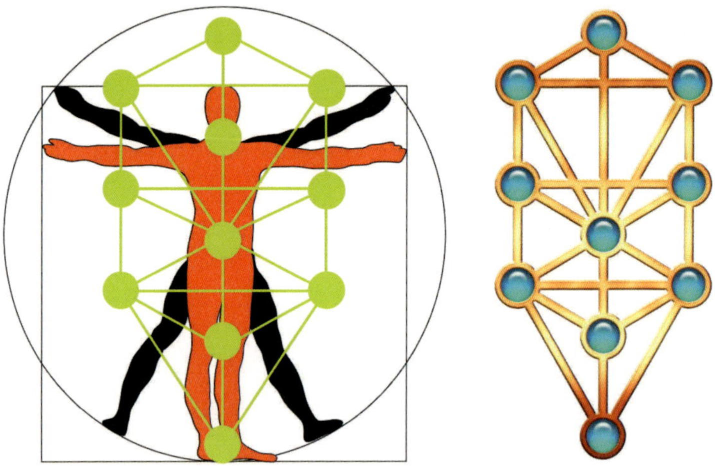

– 9 –

# Zähne und die hebräische Tradition – Die Kabbala

## Zähne und der Sephiroth-Baum*

Zunächst einmal: Wir haben 32 bleibende Zähne und im Baum des Lebens, von dem die Kabbala spricht, gibt es 32 Pfade der Weisheit.

Daher ist es also möglich, die Zähne den 10 *Sephirot* und den 22 sie verbindenden Pfaden zuzuordnen.

Ich habe viele Jahre lang versucht, die Zähne dem kabbalistischen Lebensbaum zuzuordnen, aber ich musste schnell feststellen, dass dies kein einfaches Unterfangen ist. Dennoch gibt es einige Übereinstimmungen, die allerdings auf dieser Ebene sehr subtil sind und je nach individuellem Entwicklungsstand schwanken.

Wir haben im vorherigen Kapitel gesehen, dass ein Zusammenhang zwischen Kiefergelenken und diesem Lebensbaum besteht.

---

* In der Kabbala ist dies die Bezeichnung für die zehn Elementarzahlen (die zehn göttlichen Emanationen). Jede *Sephira* ist eine Idee oder ein Attribut aus der Fülle des Göttlichen, und mit diesen *Sephiroth* – den Urzahlen – konnte Gott das Universum erschaffen. Beachten Sie bitte, dass Sie je nach zitiertem Werk oder Autor auf unterschiedliche Schreibweisen stoßen werden: Sephirah/Sefira und Sephiroth/Sefirot (Anm. d. Übers.).

## DER BAUM DER SEPHIROTH

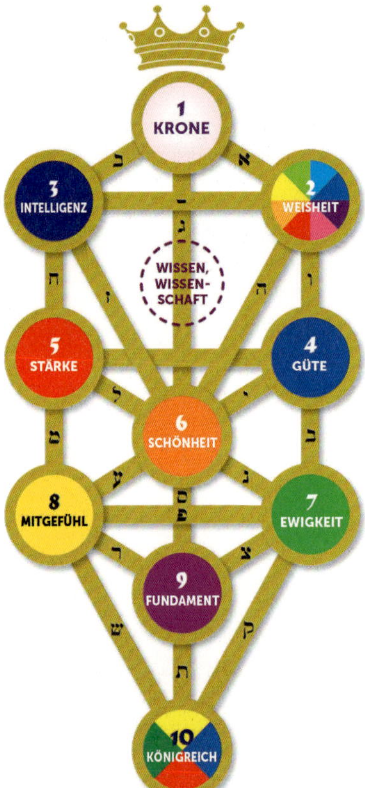


Die Kiefergelenke geben uns Auskunft über unsere Fähigkeit, uns mit diesem Baum zu verbinden und unsere Mittelachse, unsere Lebensachse, wiederzufinden, um uns zu verwirklichen. Sie sind echte Verbindungsstellen, die eine Verbindung zu unserem Lebensbaum herstellen. Wir werden diese Thematik im Kapitel über die Milchzähne noch vertiefen. Dr. Michèle Caffin hat zu diesem Thema ein interessantes Buch geschrieben.*

* Caffin, Michèle: *Mon Dieu la dent et moi*, Guy Trédaniel éditeur, 2003 (nicht auf Deutsch erschienen)

## Der Buchstabe Schin (Sin)

Im Hebräischen wird der Zahn durch den Buchstaben **Schin** dargestellt, der in seiner Deutung sehr komplex ist.

ש

Der Buchstabe Schin hat die Form eines **Dreizacks**. Das erinnert uns an das Zepter Neptuns, den römischen Gott der fließenden Gewässer, springenden Quellen und des Meeres, und an Shiva, eine Hindu-Gottheit, und ist ein Symbol für die einzigartige Macht der göttlichen Drei-Einigkeit.

Der Buchstabe *Schin* besteht selbst aus 3 einfacheren hebräischen Buchstaben. Dabei handelt es sich um 3 *Waw*, die sich wiederum jeweils aus 3 *Jod* zusammensetzen. Der hebräische Buchstabe *Jod* symbolisiert den göttlichen Keim, die Hand und die Zahl 10 – die auf 1 reduziert werden kann (1 + 0 = 1) als **Sinnbild der Einheit**.

Die Tatsache, dass das *Schin* aus 3 Elementen besteht, deutet auf eine Vorstellung der Drei-Einigkeit hin … Das *Schin* hat den Zahlenwert 300 – auch hier finden wir die 3 wieder (3 + 0 + 0 = 3). Darüber hinaus bedeutet dieser Buchstabe im Hebräischen „Feuer" – etwas, das mit dem Geist zu tun hat …

Der Buchstabe *Schin* gehört zu den drei Mutterbuchstaben des hebräischen Alphabets:

- *Aleph*: ist ein Bild für das Element Luft – den EINEN – und den Vater,
- *Mem*: steht für Wasser und Mutter,
- *Schin*: bedeutet Feuer und Sohn.

*Die Zähne sind das äußere Spiegelbild unseres Geisteszustands. Sie offenbaren unsere Beziehung zum Göttlichen, zum Heiligen, unsere innere Harmonie.*

Wir sehen also, dass der Buchstabe *Schin*, der, wie schon zuvor aufgeführt, auch für „Zahn" steht, uns von „unserer Eigenschaft, Sohn des EINEN zu sein ..." erzählt. Der Zustand unserer Zähne spiegelt somit in gewisser Weise unsere Bereitschaft wider, unsere Existenz als „Sohn oder Tochter des göttlichen Vaters und der göttlichen Mutter" – unabhängig von unseren Eltern – in dieser Inkarnation anzunehmen.

Die Zähne offenbaren, wie wir den Göttlichen auf dieser Erde verherrlichen ... Übrigens ist dieser Buchstabe im Tarot der Zahl 21 (2 + 1 = 3) zugeordnet, die der Karte **„Die Welt"** entspricht – einer Karte, auf der wir eine Tänzerin in einem Lorbeerkranz sehen, umgeben von vier Lebewesen (Tetramorph).

Diese Tarotkarte zeigt uns, dass uns die Zähne von unserer Befreiung berichten, von einem Durchgang, einem Tor zur Welt, einem Bewusstseinswandel ... Aber auch von unserer Bereitschaft, den Göttlichen zu empfangen, um Ihn in uns sein zu lassen – Ihn atmen und durch uns hindurchscheinen zu lassen.

Die Zähne geben uns Aufschluss über unsere innere Harmonie. Sie spiegeln unser Niveau der Heiligkeit wider ..., unseren Gemütszustand ...

In der Tat symbolisiert die Karte „Die Welt" bei vielen Autoren die **Universalseele** (siehe in diesem Zusammenhang insbesondere die Lehren von Charles-Rafaël Payeur und die Bücher von Alexandro Jodorowsky).

*Wir können sagen, dass die Zähne der Spiegel unserer Seele sind.*

Die beschriebene Tarotkarte 21 steht des Weiteren für Ruhm, Befreiung, Vollkommenheit; der Lorbeerkranz umringt die tanzende Frau wie eine Krone.

*Der Zahn an der Spitze des Felsens verkörpert sowohl die Krone als auch den Gekrönten. Er ist die Vollendung des Werkes.*

– *ANNICK DE SOUZENELLE* –

Das Wort „Zahn" schreibt sich im Hebräischen wie folgt: Buchstabe Schin – mit dem Zahlenwert 300 – und anschließend ein Schluss-Nun mit dem Zahlenwert 700 (Nun gehört zu den Sofit- oder Endbuchstaben). Damit ergibt sich ein Gesamtwert von 1000, der wiederum dem Aleph in Endstellung entspricht und die Vorstellung der wiedergefundenen Einheit symbolisiert ...

— 10 —

# Das Gebiss als Spiegelbild unseres Initiationsweges

Der rechte mittlere Schneidezahn des Oberkiefers – **Zahn 11** – stellt die kleinste Zahl innerhalb der Zahnquadranten dar. In der Numerologie wird er auf 2 reduziert (1 + 1 = 2).

Der **Molar 48** hat die höchste Zahl in der Zahnnummerierung und setzt sich zusammen aus 4 + 8 = 12, oder, wenn man davon wiederum die Quersumme bildet, reduziert sich der Wert auf: 1 + 2 = 3.

*Wir sehen also, dass wir uns ausgehend von der 2 zur 3 strecken ...*

Von der Dualität – **Zahn 11** – müssen wir uns zur Drei-Einigkeit bewegen, d. h. zu **Zahn 48**, dem sogenannten „Weisheitszahn".

In der hebräischen Tradition, insbesondere im **Baum der Sephiroth**, befindet sich die Weisheit *Chokmah* direkt unter *Keter*, der Krone, und verkörpert somit die Rückkehr zur Einigkeit.

Das Gebiss stellt einen wahrhaftigen Initiationsweg dar, den es zu absolvieren gilt. Er kann als Zeuge unseres eigenen inneren Weges betrachtet werden – mit all seinen Schwierigkeiten, Konfrontationen, Leiden und Hindernissen. Je nachdem, welche Zähne betroffen sind, ob sie also fehlen, erkrankt oder falsch positioniert sind, und je nachdem, welche Nummerierung sie auf diesem Weg haben, können wir all diese Probleme auf unserem Weg erkennen, und zwar von Zahn 11 bis Zahn 48.

### INITIATIONSWEG UND ZÄHNE

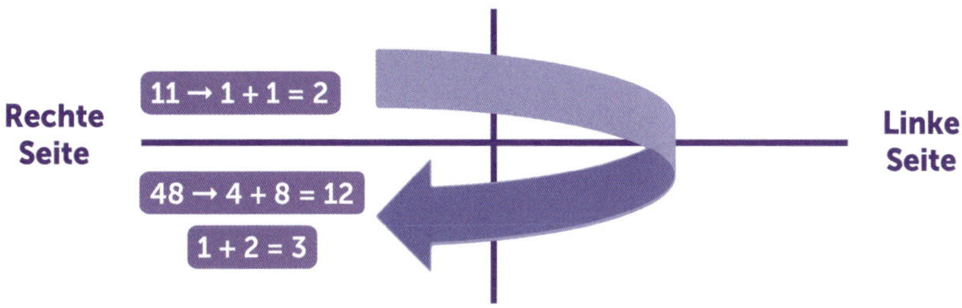


Unter Berücksichtigung der aufgetretenen Zahnprobleme und ihrer Lokalisierung können wir auf diese Art und Weise die jeweiligen Beschwerden datieren und erkennen, welcher Art diese Traumata waren und so sehen, ob sie gelöst sind oder nicht. Außerdem ist der Zahn **48** so etwas wie **das Tor 4** zur Unendlichkeit **8** ... Auch Bedeutungen wie Bewegung, Laufen, Überwinden der eigenen Grenzen und Loslassen zeigen sich hier. Und tatsächlich erfolgt die Rückkehr zur Drei-Einigkeit – d. h. zum Zahn 48 – über 4 + 8 = 12.

Die Zahl **12** wird im Tarot durch die Karte des **Gehängten** repräsentiert. Diese Figur des abwartenden Gehängten steht quasi auf dem Kopf. Er hängt an einem Fuß, mit dem Kopf nach unten, mit einem Gesichtsausdruck, der Vertrauen, Entstehen und Loslassen erkennen lässt. Er hängt kopfüber! Er muss also eine grundlegende **Positionsänderung** vollziehen, um zur 12 = 1 + 2 = 3 zu gelangen.

*Doch der Weg endet keineswegs dort!*
*Er macht sich erneut auf die Reise zur 1 + 1!*

— 11 —

# Symbolik der Milchzähne

## Die 20 Milchzähne

Das Milchgebiss eines Kindes besteht aus 20 Zähnen, die sich wie folgt verteilen:

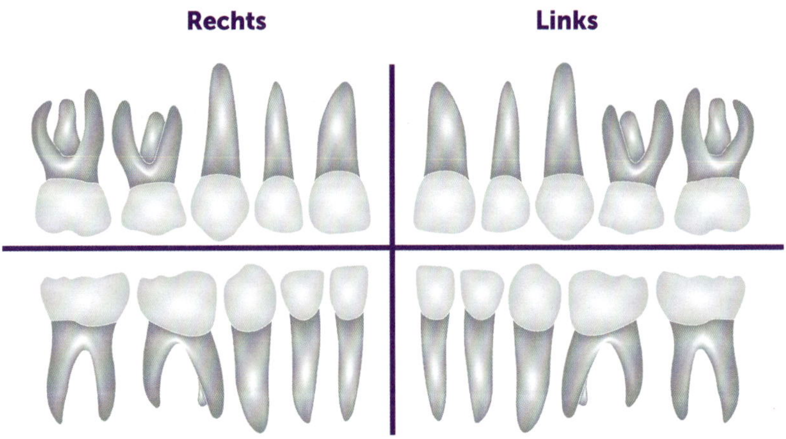

Damit ergibt sich folgendes Schema:

| Rechts | Links |
| --- | --- |
| 5 Milchzähne | 5 Milchzähne |
| 5 Milchzähne | 5 Milchzähne |

## Die Zahl 5

Wie wir gesehen haben, gibt es in jedem Zahnquadranten 5 Milchzähne. Die Zahl 5 ist generell sehr bedeutsam. Zunächst einmal entspricht sie der **Karte des Papstes** (bzw. des Hohepriesters) im Deck des *Tarot de Marseille*. Diese Große Arkane symbolisiert unsere Fähigkeit zu führen und geführt zu werden.

Die Milchzähne sind Vorboten und Platzhalter für das bleibende Gebiss und geben den Keimen der bleibenden Zähne die Richtung, damit sie ihren Weg und die richtige Stelle finden, an der sie später aus den Zahnbögen austreten. Sie verhalten sich wie echte Mütter und Väter und geleiten die bleibenden Zähne allmählich zur Reife.

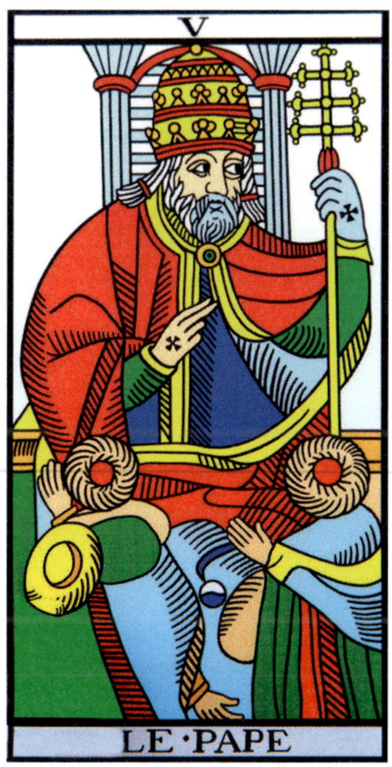


TAROTKARTE NR. 5: DER PAPST ODER DER HOHEPRIESTER (LE PAPE)

ZAHNPANORAMA

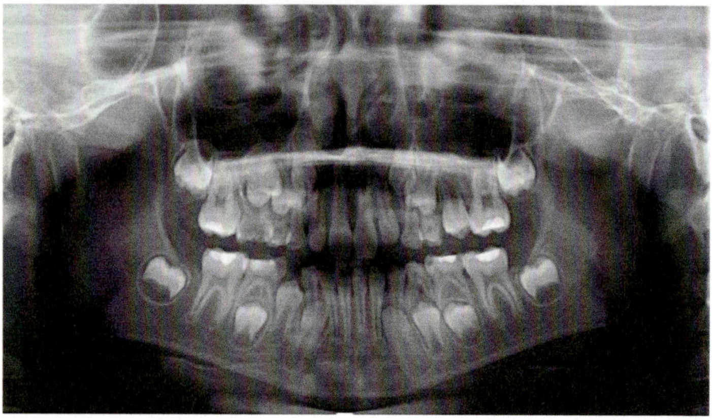

Auf dieser Panoramaröntgenaufnahme des Milchgebisses sehen wir auf den Zahnbögen bereits deutlich die Keime der bleibenden Zähne und die Milchzähne, die ausfallen werden, wenn die bleibenden Zähne bereit zum Durchbruch sind.

*Sie werden die bleibenden Zähne führen und ihnen den Weg ebnen.*

Aus diesem Grund ist es wichtig, die Milchzähne nicht vorzeitig zu ziehen – damit sie ihre Führungsrolle bis zum Ende, d. h. bis zur Reife der bleibenden Zähne, ausüben können.

## Die Zahl 20

Bekanntermaßen gehören zum Milchgebiss 20 Zähne. Auch die Zahl 20 ist sehr aufschlussreich.

Im Tarot de Marseille entspricht diese Zahl der Karte **„Das Gericht“**. Siehe hierzu auch das Kapitel zu den 13 Codierungsschlüsseln des Gebisses – Code 20. Diese Karte erzählt uns von Wiedergeburt, Auferstehung, aber auch von Tod/Initiationswiedergeburt.

Die Milchzähne fallen zu einem bestimmten Zeitpunkt aus und verschwinden, um Platz für die bleibenden Zähne machen.

Wir haben auch hier die Vorstellung von einem Wechsel der Bewusstseinsebene, die sich dergestalt ausdrückt.

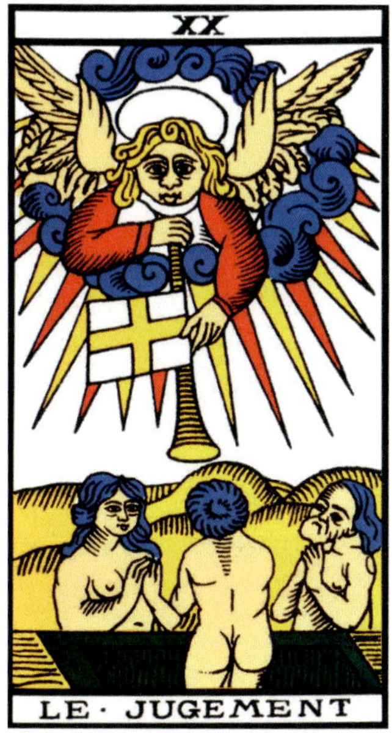


TAROTKARTE NR. 20
DAS GERICHT

Es gibt auch 20 Aminosäuren, die für das Funktionieren des Stoffwechsels, sprich für das Leben selbst, unverzichtbar sind und aus denen unsere Proteine aufgebaut sind. Auch hier sehen wir, dass diese 20 Milchzähne uns über unser Lebenspotenzial, unsere Lebenskraft Aufschluss geben. Sie unterstützen, leiten und helfen uns dabei, unser innerstes Wesen und darüber hinaus unsere Fähigkeiten und unser Lebenspotenzial zu entwickeln.

Die Anzahl der Milchzähne können wir dem kabbalistischen Baum des Lebens zuordnen. Dieser Baum des Lebens, auch Baum der Sephiroth genannt, besteht aus 22 Pfaden und 10 Sephiroth.

Wir haben 20 Milchzähne und 2 Kiefergelenke, die eine verbindende Funktion haben – das sind 22 Elemente. Wir können also den kabbalistischen Lebensbaum und das kindliche temporäre Gebiss, auch als „Milchgebiss" bezeichnet, gegenüberstellen. Und tatsächlich können wir dieses Milchgebiss durch seine Gliederung – also 20 + 2 Elemente – im Baum des Lebens wiederfinden und Zuordnungen erkennen. Es **spiegelt** sich im **Baum des Lebens wider**, der selbst Zeuge einer universellen Ordnung, von allem Existierenden ist und sich auf allen Ebenen zeigt, vom unendlich Großen bis zum unendlich Kleinen.

**DER BAUM DES LEBENS
MIT 22 PFADEN UND 10 SEPHIROTH**

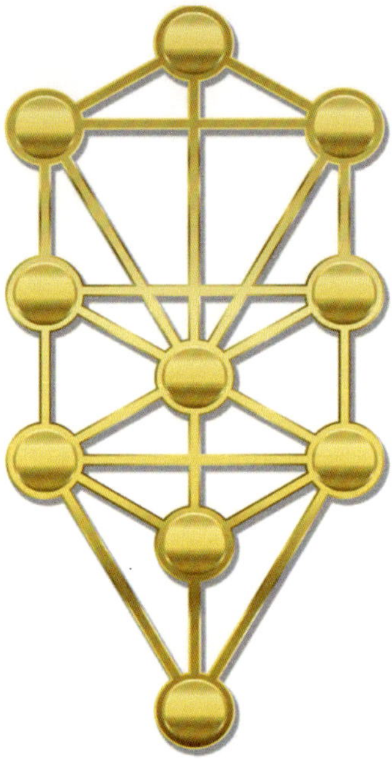

Wir sehen im Milchgebiss mit seinen 22 Elementen (20 Milchzähne + 2 Kiefergelenke) ein Raster, ein Skelett, eine Richtung, eine zentrale Achse, eine Matrix – ganz wie die 22 Pfade des kabbalistischen Lebensbaums –, die das bleibende Gebiss lenken und hervorbringen, das seinerseits den endgültigen Lebensbaum mit seinen 32 Elementen offenbaren wird:

## *32 bleibende Zähne = 32 Wege der Weisheit*

Für uns ist das Zahnsystem durch seine Organisation aus dem zunächst vorläufigen und später dem bleibenden Gebiss das reale, materielle Spiegelbild des kabbalistischen Lebensbaums. Es offenbart und verkörpert ihn.

## Das Milchzahngebiss

Bekanntermaßen wird das vorläufige, temporäre Gebiss auch „Milchgebiss" genannt. Das lässt uns natürlich auch an die Milchstraße denken. Dieses Gebiss ist aufgrund seines Namens wie ein Wink mit dem Zaunpfahl und zeugt von etwas Größerem – von einer Ordnung, die unserer Wirklichkeit zugrunde liegt, die in allem Offenbarten vorhanden ist und die hier sichtbar wird, sich zu erkennen gibt.

Mit den Bezeichnungen „Milchzähne" und auch „Milchgebiss" stoßen wir wieder auf den Begriff der *Matrix* (lat. für Gebärmutter, Muttertier), der Mutterschaft. Und tatsächlich können diese Milchzähne als „echte Mütter" für die bleibenden Zähne angesehen werden – mit ihrer Aufgabe zu führen, zu unterstützen usw.

Das Milchgebiss ist wie die Offenbarung einer **göttlichen Matrix**, die alles unterstützt und alles hervorbringt, was auf dieser Welt existiert. Wer sich hierfür interessiert, empfehle ich die Arbeiten von Gregg Braden und sein Buch *Im Einklang mit der göttlichen Matrix* (Koha, 2007).

Das Milchgebiss ist der verkörperte Zeuge eines universellen kosmischen Plans, der alles Lebendige regiert.

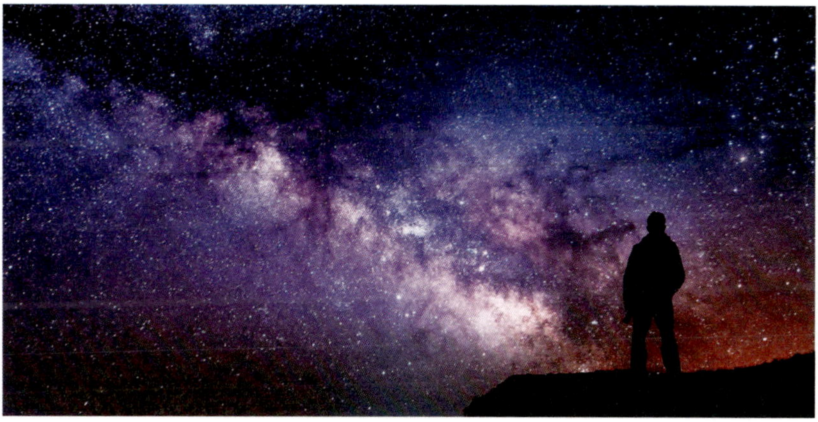

## Decodieren der Milchzähne

Die Milchzähne teilen sich wie folgt auf die vier Quadranten auf und sind jeweils durch eine Zahnnummer gekennzeichnet.

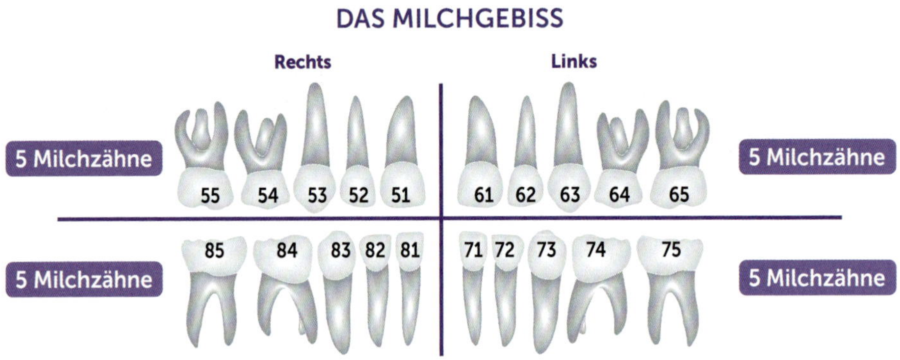


Decodieren nach Zahnquadranten

## Quadrant mit den Zahnnummern 51-55

Eine Erkrankung der Milchzähne in diesem Quadranten wird mit den Eltern des Kindes in Verbindung stehen – und hier insbesondere mit ihrer Art, das Kind zu sich selbst zu **führen**. Entweder herrscht aktuell zu viel Autorität, Starrheit in der Erziehung oder das genaue Gegenteil: das Fehlen von Führung und Grenzen.

## Quadrant mit den Zahnnummern 61-65

Eine Erkrankung eines Zahnes oder mehrerer dieser Zähne kann mit einem Problem in Sachen **Unterstützung**, **Schutz** in Zusammenhang stehen. In diesem Fall wird sich das Kind nicht beschützt oder, im Gegenteil, überbehütet fühlen. Es wird auch ein tiefgreifendes Problem im Bereich der **Bindung** – konkret mit dem **Band**

**der Liebe** innerhalb der Familie – vorliegen. Möglicherweise fühlt sich das Kind auf dieser Ebene nicht wirklich geliebt.

## Quadrant mit den Zahnnummern 71-75

Eine Erkrankung dieser Zähne kann zeigen, dass es dem Kind schwerfällt, seine Potenziale zu nutzen, dass es sich eingeengt und gegängelt fühlt. Darüber hinaus liegt auch ein Problem vor, das mit **Inkarnation** und **Handeln** im Allgemeinen zusammenhängt.

## Quadrant mit den Zahnnummern 81-85

Eine Erkrankung dieser Zähne wird uns auf ein Problem in der **Struktur** und der **Strukturierung** des Kindes hinweisen.

Auch werden wir einen Mangel an Verankerung feststellen, der das Kind daran hindern kann, sein volles Potenzial zu entfalten. Wir möchten an dieser Stelle jedoch darauf hinweisen, dass diese Entschlüsselungen als relativ zu betrachten sind und wir nicht immer alle diese psychischen Störungen gleichzeitig beobachten. Außerdem sind bei jedem Kind die genannten Auffälligkeiten bzw. Störungen in unterschiedlicher Stärke ausgeprägt.

12

# Überlegungen zum Thema Zahn

## Zähne und Lächeln

Es gibt Menschen mit wunderbar ausgerichteten Zähnen, und dennoch, wenn sie lächeln, bringen sie nichts zum Leuchten. Es kann sogar ein Gefühl von Kälte, von etwas Erstarrtem entstehen.

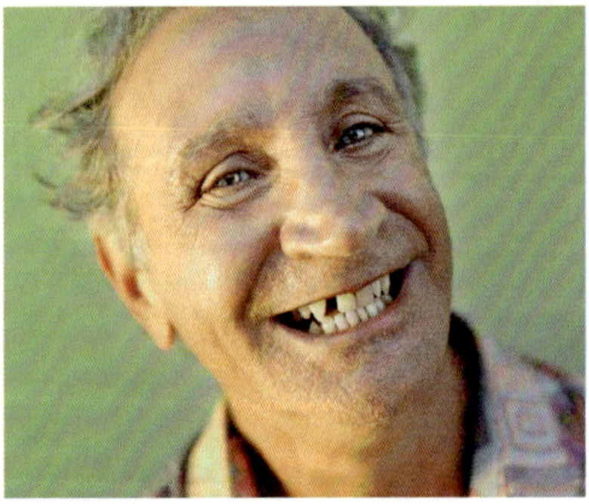

Während andere vielleicht „schiefe“ Zähne haben, senden sie dennoch etwas Positives aus, wenn sie lächeln. Man kann ein Strahlen spüren, eine Freude, eine Art Anmut. Der Zustand des Seins lässt sich auf dieser Ebene erkennen.

*Das Gebiss erzählt uns von unseren Tiefen, unabhängig vom äußeren Erscheinungsbild.*

Hier gibt es etwas, das nicht lügt ...

## Die Zähne – Hüter des Wortes

Kehren wir zur Symbolik der 4 Lebenden (den Evangelisten) aus der christlichen Tradition zurück, wo wir sehen, dass es ein fünftes Element gibt: Christus in seiner Herrlichkeit – das Symbol für das schöpferische Wort Gottes. Eine Symbolik, die wir mit den vier Zahnquadranten in Verbindung bringen können.

Außerdem zeigt im Tarotdeck die Karte der Welt – Arkane 21 –, die letzte nummerierte Karte, eine nackte Frau, die inmitten einer Mandorla tanzt und wie gekrönt erscheint. Diese Karte kann mit dem „Zahn" mit dem Wert 300 – dem 21. Buchstaben des hebräischen Alphabets – in Verbindung gebracht werden, wie ich bereits beschrieben habe.

Was wäre gewesen, hätte diese Frau, die in gewissem Sinne den befreiten Menschen repräsentiert, ihr Wort gebändigt, das sie

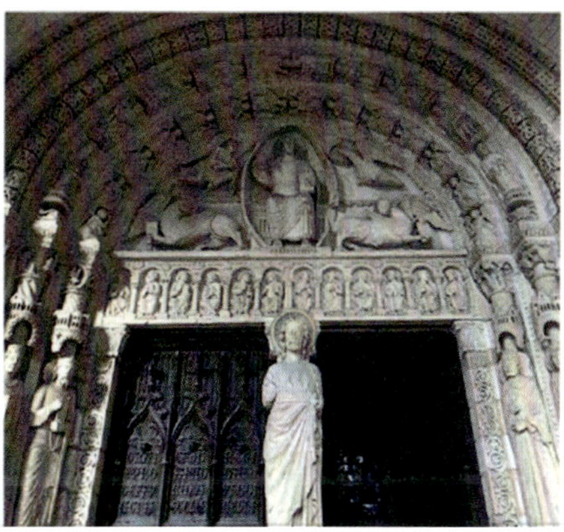

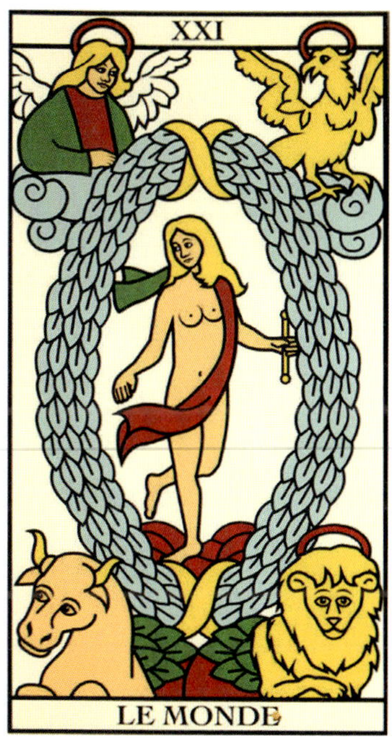

befreien würde? Hier denken wir an ein Element, das man nicht sehen kann: das **Wort**. Es existiert bereits im Anfang und manifestiert sich am Ende durch die Schöpfung. Müsste der „vollendete" Mensch daher also nicht auch mit dem schöpferischen Wort ausgestattet sein?

*Im Anfang war das Wort ...*

– Prolog des heiligen Johannes (Joh. 1,1) –

*Im Mund des Menschen versiegelt das Gebiss das Tor der Worte.*

– Annick de Souzenelle –

**Hören wir** daher unseren Patienten sehr aufmerksam **zu**! Vielleicht gelingt es uns so besser, das zu erkennen, was durchscheinen will. Denn das, was nicht ausgesprochen und verdaut werden kann, „verdirbt" uns das Leben und damit auch die Zähne.

## Zähne und die Drei-Einigkeit

Wir haben gesehen, dass der Zahn – dargestellt durch den Buchstaben *Schin* – aus 3 Elementen besteht, die sich wiederum aus 3 *Jod* zusammensetzen. Auch haben wir bereits festgestellt, dass man diesen Buchstaben mit einem **Dreizack** vergleichen kann.

Außerdem geht man in der Numerologie vom Zahn 11 zum Zahn 48, also von der 2 zur 3, um dann zur 1 zurückzukehren.

Daher unsere Überlegungen zum Aspekt der Drei-Einigkeit auf der Ebene der Zähne.

## Zähne als Vollendung der (göttlichen) Offenbarung

Der Zahn bietet uns durch seine kristalline Struktur, seine Felsenform und seine vielfältigen Funktionen hier eine Vorstellung von offenbarter Vollkommenheit. **Der Zahn ist eine Art Zeugnis von etwas Größerem.**

Um dies zu untermauern, halten wir fest, dass wir:

- 20 Milchzähne,
- 32 bleibende Zähne,
- also insgesamt 52 Zähne haben, die sich in **26 Zähne** auf der rechten und **26 Zähne** auf der linken Seite aufteilen lassen.

Die Zahl **26** ist eine heilige Zahl: Sie entspricht dem Zahlenwert des Tetragramms (der aus vier Buchstaben bestehende Name des biblischen Gottes Israels) in der hebräischen Tradition.

$$10 + 5 + 6 + 5 = 26$$

In diesem Zusammenhang verweise ich auch gerne auf das (nicht auf Deutsch erhältliche) Buch von Jean-Pierre Guiliani *L'Alphabet du corps humain**, das uns zeigt, wie bedeutsam die Zahl 26 zum Verständnis für die Organisation der Strukturen unseres Körpers ist.

* Guiliani, Jean-Pierre: *L'Alphabet du corps humain*, Arkhana Vox, 1999

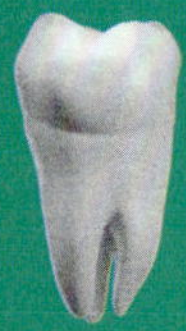

*Kapitel 5*

# DIE ZÄHNE UND DAS QUANTEN-UNIVERSUM

*Die sichtbaren Dinge bestehen aus unsichtbaren, jedoch sehr realen Dingen.*

*Albert Einstein*

– 1 –

# Der Zahn ist das „Tor zum Inneren"

## Die Zähne – Tore zum Quantenuniversum

Tatsächlich können wir die Zähne als ein wirkliches **Tor** zu unseren Familienerinnerungen betrachten, zu den zellulären Erinnerungen unserer Kindheit, unserer Jugend, unseres intrauterinen Lebens und unserer Familienlinien. Wie wir in den vorherigen Kapiteln gesehen haben, erweisen sich die Zähne als Türen zu unserem Unbewussten. Nun gehen wir noch einen Schritt weiter und sagen, dass Zähne veritable Tore zu unseren Quantenuniversen sind, also Öffnungen, in der Art von Durchgängen, über die wir zu den Informationsfeldern gelangen, in die wir eingetaucht sind.

*Das Feld ist die einzige Realität.*

– ALBERT EINSTEIN –

Das Wort „Zahn" beginnt im Lateinischen (*dens*) und in den romanischen Sprachen (*dent, dente, diente* usw.) mit einem „d" – dem Buchstaben, der dem Buchstaben *Dalet* im hebräischen Alphabet entspricht, der wiederum „Tor/Tür" symbolisiert.

Zähne sind wahre Tore zu unserem Mikrokosmos. Sie verhalten sich wie Kristalle, die all unsere Erinnerungen enthalten und sie uns offenbaren können, wenn wir mit ihnen in Resonanz gehen, wenn wir die Tür öffnen ...

So sehen wir auf der Tarotkarte „Die Welt" – Karte 21 –, die dem hebräischen Buchstaben *Schin* (der den Zahn symbolisiert) entspricht, eine tanzende Frau, umgeben von einem Lorbeerkranz.

Auf einer symbolischen Ebene kann diese Karte „Die Welt" als ein Tor, eine Tür betrachtet werden, als ein Durchgang von unserer materiellen Welt – die wir kennen, die wir quantifizieren können – in einen unbekannten, nicht messbaren Raum; einen Raum, in dem alles möglich ist, der von anderen Paradigmen als den unseren bestimmt wird, in dem die Liebe souverän ist, ein Durchgang in ein anderes Universum, eine Art Nullpunkt, eine Nicht-Zeit ... Die Zähne werden es uns ermöglichen, auf die andere Seite des Spiegels zu gelangen, in eine andere Realität, in das Quantenfeld. Andere Autoren bezeichnen diese, unserer Wirklichkeit zugrundeliegende Realität als „Implizite Ordnung" (David Bohm), als „Akasha-Chronik" (Arbeiten von Ervin Laszlo) oder als morphogenetische Felder (siehe die Bücher von Rupert Sheldrake).

Die Zähne sind Tore zu einer Realität, in der es keine Zeit, keine Materie und keinen Raum gibt ... Die Zähne ermöglichen uns den Eintritt in diesen Quantenraum, in dieses **Informationsfeld**, das unserer Realität zugrunde liegt. Über sie erhalten wir Zugang zu den Erinnerungen, die uns blockieren, und wir können unsere Zellen – mithilfe verschiedener Werkzeuge – im Hier und Jetzt mit neuen Informationen versorgen, sie neu programmieren.

Wir werden so Zugang zu einem Raum ohne Zeit haben. Denn inzwischen ist bekannt (siehe dazu die Arbeiten von Jacqueline Bousquet, die sich u. a. auch mit diesem Thema befasst hat), dass in unseren Zellen die Zeit nicht existiert und dass Phänomene dort augenblicklich sind. Dank der Zähne werden wir auf die Zellerinnerungen, die uns behindern, zugreifen und dadurch die falschen

Zellprogramme, die uns blockieren, korrigieren können, und zwar **in diesem Augenblick**.

All dies geschieht, indem wir – als Therapeut oder Therapeutin – mit dem Patienten oder der Patientin **in Resonanz gehen**.

## Die Zähne und der Nullpunkt

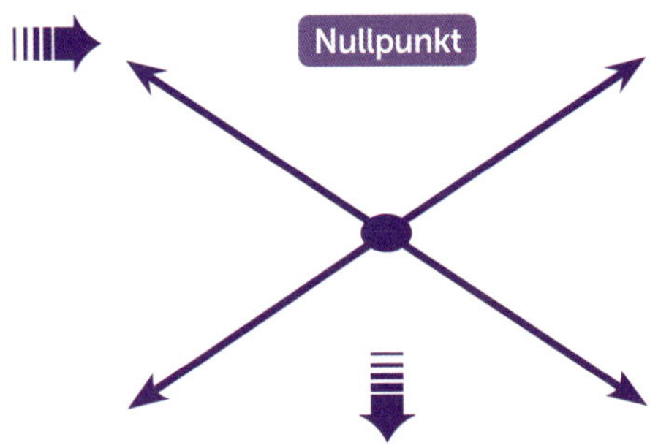


Die Zähne ermöglichen uns also den direkten Zugang – sowohl zu den uns blockierenden Erinnerungen als auch zum allumfassenden Informationsfeld, in das wir eintauchen. Sie gewähren uns Eintritt in eine Realität, die jener, die wir im Alltag wahrnehmen, zugrunde liegt. Über die Zähne können wir direkt mit den „Wurzeln“ dieser Verzerrungen in Kontakt treten, denn jeder einzelne Zahn verhält sich wie eine eigene Einheit, wie ein Punkt – der Nullpunkt –, denn sie sind echte **dreidimensionale Tore**. Sie sind wie die gigantischen **Wurmlöcher**, von denen in der Quantenphysik gesprochen wird.

Mittlerweise wissen wir:

*Jeder Punkt im Raum enthält unendliche Energie.*

*In jedem Punkt des Universums befindet sich die gesamte Information des gesamten Universums ...*

– *Nassim Haramein* –

Dies offenbart sich umso mehr auf der Ebene jedes einzelnen Zahns. Es ist unsere Aufgabe, sie zum Sprechen zu bringen! Dies kann uns gelingen, wenn wir uns in Resonanz mit ihnen begeben.

Wir gelangen so auf eine andere Interpretationsebene: Hier zeigen uns die Zähne wirklich unsere unbewussten Blockaden, hier haben wir die Möglichkeit, auf unsere inneren Welten zuzugreifen und uns von unseren falschen Codierungen zu befreien.

**DER VITRUVIANISCHE MENSCH**
**Zeichnung von Leonardo da Vinci**

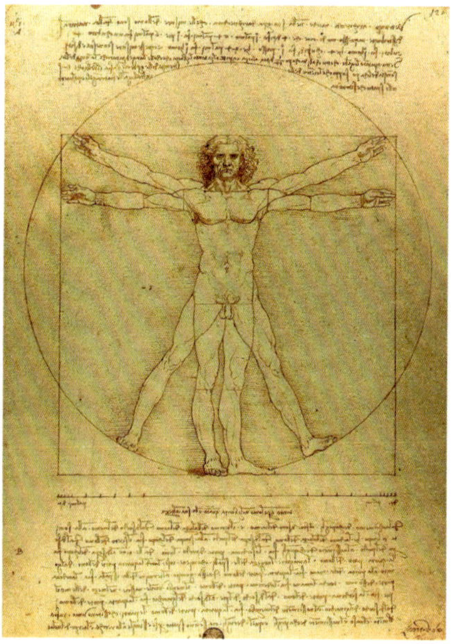

Die Zähne werden somit als Verbindungsstellen betrachtet, als Brücken, als eine Art Schloss, für das wir nur einen Schlüssel benötigen, um unsere Quantenuniversen zu öffnen, dort, wo all unsere Erinnerungsprogramme codiert sind. Sie werden uns den Zugang zur großen Bibliothek unserer Erinnerungen ermöglichen – und noch viel mehr.

Schauen wir uns in diesem Zusammenhang einmal die berühmte Zeichnung von Leonardo da Vinci an: *Der vitruvianische Mensch*. Ich bin nämlich der Ansicht, dass dieser große Eingeweihte, Leonardo da Vinci, zahlreiche Codes in seine Arbeit einfließen ließ, und dass dieser *Vitruvianische Mensch* unter anderem ein Modell des Menschen darstellt, der sich in Bewegung setzt, auf dem Weg zu seiner Befreiung. Ein Mensch, der sich von der **4** (der statischen Ebene des Quadrats) zur **5** (zur dynamischen, offenen Ebene mit dem Kreis) bewegt.

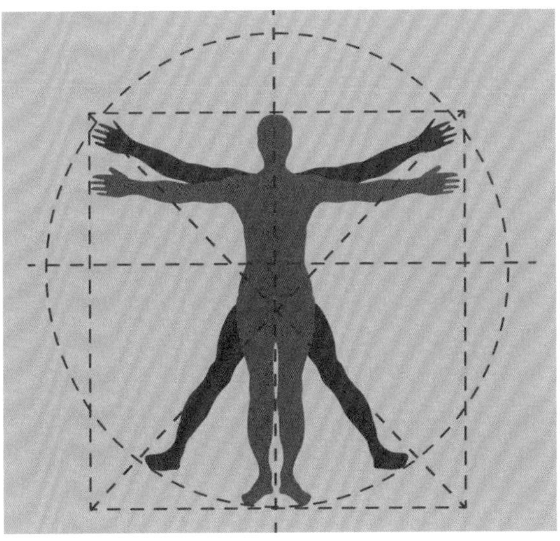

Im Aufbau dieser Zeichnung erkennen wir, dass der zentrale Punkt auf Höhe des Nabels liegt – und wie durch ein Wunder würde der Mensch, wenn man genau an diese Stelle einen Schlüssel stecken würde, aufgeschlossen werden und sich in Bewegung setzen ... Er wäre nicht mehr in den vier Ebenen gefangen, sondern es käme eine fünfte Ebene zutage – er symbolisiert somit den befreiten Menschen.

Und genau das spüren wir auch bei jedem Zahn, nämlich die Möglichkeit, auf die andere Seite des Spiegels zu gelangen, wenn wir den jeweiligen Zahn zum Sprechen bringen – wenn wir also den entsprechenden Schlüssel umdrehen. Doch dafür müssen wir uns als Therapeuten in einen Zustand der Resonanz mit dem jeweiligen Zahn oder der jeweiligen Gruppe von Zähnen setzen, mit dem oder denen wir uns gerade beschäftigen.

Der betreffende Zahn verhält sich in diesem Moment wie ein Verbindungspunkt zwischen zwei Universen – ein Nullpunkt –, eine Art Passage zur anderen Seite (zu vergleichen mit einer Nabelschnur).

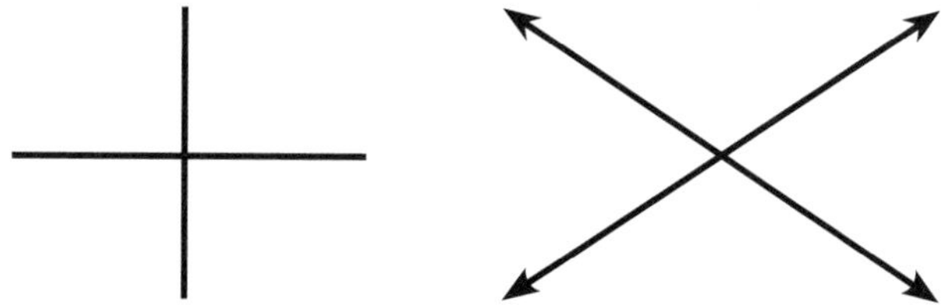

Über diesen Weg, wenn wir also direkt in die holografische Struktur unseres Körpers eintreten, wird es uns gelingen, falsche Informationen zu korrigieren und neue zu hinterlegen. Die Zähne ermöglichen es uns, die Erinnerungsmatrix des jeweiligen Individuums zu betreten – oder sogar die seiner Familie oder eine kollektive Erinnerungsmatrix, und wenn nötig, noch darüber hinaus ... Wir müssen die Probleme des Patienten im Rahmen der Konsultation, sprich im „Hier und Jetzt", wo die Information gegenwärtig ist, erkennen. Sie ist da, wenn auch unterschwellig, nicht lokal, aber wir können jederzeit auf sie zugreifen.

Hier lassen sich Parallelen zur Arbeit von Frank Kinslow ziehen, der die „2-Punkt-Methode" anwendet, siehe dazu zum Beispiel *Das QE-Praxisbuch* (VAK, 2018). Frank Kinslow verfolgt dabei den Ansatz, dass das Universum sämtliche Lösungen für all die problematischen Themen bereithält, die uns blockieren, und dass diese sofort im Hier und Jetzt auf sehr einfache Weise „reorganisiert" werden können. Er spricht von „Quantenmatrix" oder „universeller

Matrix", die alle Informationen des Universums enthält – Informationen dazu finden sich auch in *Im Einklang mit der göttlichen Matrix* von Gregg Braden (Koha, 2007): „Die Quantenmatrix ist kein abstrakter oder metaphysischer Begriff, sie ist das Informationsfeld, das alle Informationen des Universums enthält, vergangene, gegenwärtige und zukünftige."

Man muss sich nur „mit ihr verbinden", um „ein energetisches Gleichgewicht" herzustellen. Ihre Existenz wurde in der Physik bereits nachgewiesen. Der berühmte Psychoanalytiker Jung nannte sie auch „Nullpunktenergie" und bezeichnete sie als „universelles Bewusstsein".

Über die Zähne haben wir also einen direkten Zugang zum Informationsfeld des menschlichen Gedächtnisses und damit die Möglichkeit, durch die Reinigung seiner Zellerinnerungen den Lauf seiner individuellen Geschichte zu ändern.

All dies setzt natürlich voraus, dass sich dieser Mensch in einem echten Heilungsprozess befindet und der Therapeut sich seinem Patienten oder seiner Patientin gegenüber wirklich in eine Haltung der Bereitschaft, der Resonanz und des totalen Zuhörens begibt. Wie Rajan Sankaran, ein indischer homöopathisch arbeitender Arzt, in seinem Buch *Homöopathie für eine andere Welt* (Narayana, 2013) so treffend formuliert: „Gemeinsam reisend erreichen Patient und Homöopath einen Ort, an dem das andere Lied so klar und kraftvoll gehört wird, dass sie es gemeinsam erkennen können; die innere Wahrheit wird so vollständig enthüllt."

Wir möchten an dieser Stelle hinzufügen, dass den neuesten Erkenntnissen von Quantenphysikern wie Nassim Haramein zufolge jeder Punkt im Universum die Information des gesamten Universums und jedes Proton die gesamte Information des Universums enthält und dass alles durch Wurmlöcher miteinander verbunden und vernetzt ist. Der Dokumentarfilm *The Connected Universe* beschäftigt sich intensiv mit den Entdeckungen von Nassim Haramein (als DVD mit deutscher Fassung erhältlich, Scorpio, 2018).

Auch ich bin der Ansicht, dass jeder einzelne Zahn die Gesamtheit aller Informationen eines Menschen, in dessen Mund er sich befindet, enthält, aber auch die Informationen seiner Vorfahren, seines Stammes, der Gesellschaft, in der er lebt, und vielleicht ja auch die Informationen des gesamten Universums. Weitere Informationen zu den Arbeiten von Nassim Haramein finden sich in den Literaturhinweisen am Ende des Buches.

**Zähne können auch als eine Art Funkantennen zu unseren inneren Welten, aber auch zu äußeren Informationsfeldern betrachtet werden.**

*Es liegt allein an uns, uns darauf einzustimmen, um die Signale, die sie uns senden, auch zu empfangen.*

– 2 –

# Die 4 Zahnquadranten und das Quantenuniversum

Auf dieser Ebene werden wir in einem dynamischen System mit den 4 Zahnquadranten arbeiten.

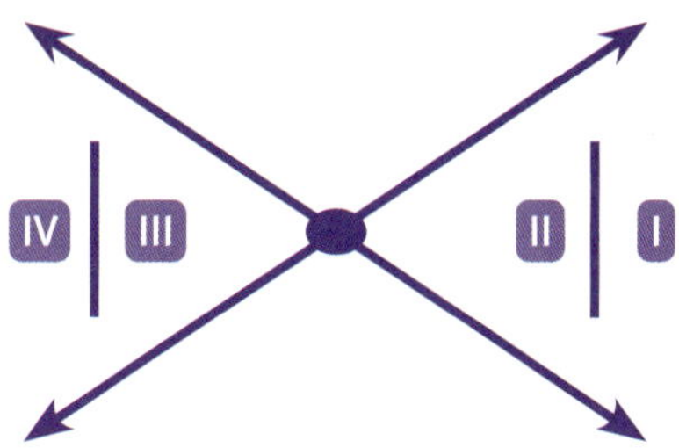


Je nachdem, an welcher Stelle sich der Zahn in den Quadranten befindet, erhalten wir Zugang zum universellen Informationsfeld.

## Die Zähne in Quadrant 1

**→ sind nummeriert von 41 bis 48.**
Sie stehen in Resonanz mit unseren Erinnerungen, die mit unseren persönlichen Erfahrungen von der Geburt bis heute verbunden sind.

### Die Zähne in Quadrant 2

**➜ sind nummeriert von 31 bis 38.**
Sie gewähren uns Zugang zu den Erinnerungen, die mit dem Leben im Mutterleib verbunden sind.

### Die Zähne in Quadrant 3

**➜ sind nummeriert von 21 bis 28.**
Sie zeigen uns diejenigen Erinnerungen, die mit der Psychogenealogie und der Präkonzeption zusammenhängen.

### Die Zähne in Quadrant 4

**➜ sind nummeriert von 11 bis 18.**
Sie offenbaren uns die Erinnerungen, die mit unserer Seele, aber auch mit unserem Karma in Verbindung stehen.

Jeder Quadrant enthält auf dieser Decodierungsebene eine große Anzahl an Informationen. Ganz sicher wird es dabei zahlreiche Verbindungen geben, die zu diesem Zeitpunkt untereinander hergestellt werden müssen. Je nachdem, welcher Quadrant untersucht wird (Quadrant, in welchem sich die Pathologie oder das Trauma befinden), haben wir Zugang zu bestimmten Daten und Informationen.

## Schauen wir uns dies nun genauer an …

### Quadrant 1

**➜ steht in Verbindung mit den persönlichen Erfahrungen.**
Wenn wir in diesem Bereich einen geschädigten Zahn mithilfe

einer geeigneten Untersuchung genau betrachten, können wir den Zeitraum, in dem die Störung, das eigentliche Problem, entstanden ist, genau datieren. Wir analysieren also den Zeitraum von der Geburt bis zum Tag der Konsultation.

### Quadrant 2

**→ entspricht dem Leben im Mutterleib.**
Wir untersuchen also genau diesen Zeitraum und können so sehen, in welchem Monat, ja sogar in welcher Woche im Mutterleib die Blockade – die sich im betreffenden Zahn somatisiert hat – tatsächlich stattgefunden hat.

### Quadrant 3

**→ entspricht dem psychogenealogischen Bereich und der Präkonzeption.**
Hier ermitteln wir also, bis in welche Generation die Blockade zurückzuführen ist. Dazu werden wir uns die 15 zurückliegenden Generationen anschauen. Auch müssen wir in dem Zusammenhang die Zeit vor der tatsächlichen Empfängnis überprüfen. Konkret sind es die 9 Monate der Schwangerschaft sowie die 3 davorliegenden Monate, die auf dieser Ebene reagieren und daher zu untersuchen sind.

### Quadrant 4

**→ entspricht der Seelenebene und dem Karmabereich.**
Auf dieser Ebene muss die Arbeit viel subtiler erfolgen. Die Tests werden uns hier Informationen über bestimmte Zeiträume geben; vor allem erhalten wir auf dieser Ebene Zugang zu den seelischen Leiden.

In Bezug auf den psychogenealogischen Quadranten möchten wir betonen, dass hier nicht ganz dieselben Daten berücksichtigt werden wie bei der klassischen Psychogenealogie.

Wir dürfen nämlich nicht vergessen, dass wir uns auf dieser Ebene in einem ganz anderen Universum befinden. Es sind andere Paradigmen, die diese Zeiträume, in die wir uns begeben, bestimmen. Wir sind gezwungen, diese Daten, um sie erklären zu können, mit unseren Kriterien von Raum und linearer Zeit zu umschreiben. Aber wir befinden uns hier eher im Bereich des tiefen Empfindens. Will man die Verzerrungen, die sich in einer anderen Realität als der unsrigen befinden, in Worte fassen und versuchen, sie zu lokalisieren und zu quantifizieren, stellt man fest, wie unglaublich komplex diese Aufgabe ist, die nur mit der Entwicklung neuer Funktions- und Herangehensweisen sowie neuer Sprachmodi gelöst werden kann.

Man muss sich darüber im Klaren sein, dass sich alles im gegenwärtigen Augenblick abspielt, also genau dann, wenn man diese Bereiche betritt. Alles entscheidet sich im Moment der Sitzung. Wir können nichts vorhersehen, und vor allem sollte man auf dieser Untersuchungsebene nicht auf den Verstand setzen.

Für uns würde also der Raum, welcher der psychogenealogischen Geschichte der betreffenden Person entspräche, mit der Zeit zusammenhängen, in der die Seele beschließt, sich zu inkarnieren, und dies auch tatsächlich tut.

Diese Raumzeit würde somit der Zeit der irdischen Präkonzeption entsprechen. Die Seele würde sich in dieser gegebenen Raumzeit die Energien der Seelenerlebnisse der 15 Generationen vor der Empfängnis „zu eigen machen". Wir sehen also, dass wir uns in einem komplett anderen Universum befinden – einem Quantenuniversum –, in dem sich alles überlagert und auf eine unendliche Art und Weise ineinandergreift, wie wir noch erkennen werden.

Von hier aus öffnen wir weitere Informationsfelder und treten tatsächlich in die Schwingungsfelder der Informationen ein, die uns umgeben und ausmachen. Und in diesem Moment werden wir

Zugriff haben auf die große, allumfassende, universelle Datenbibliothek. Dies wird es uns ermöglichen, die Verzerrungen, die ursächlich für die Problematiken der jeweiligen Person sind und die sich in ihre Zähne einschreiben, bis zur Quelle zurückzuverfolgen.

Jeder Quadrant steht mit jeweils einem Körperteil und zahlreichen anderen Dingen in Verbindung. So lassen sich zum Beispiel Parallelen zu den vier verschiedenen Welten der hebräischen Tradition – Welt der Schöpfung, der Bildung, der Aktion und der Emanation – ziehen. Auch kann jedem Quadranten das entsprechende Chakra oder es können auch mehrere Chakren zugeordnet werden usw.

**Je nachdem, welcher Zahn „ursächlich" ist, können wir diesen im Zusammenhang sehen mit:**

- einem Wirbel,
- einer Schwingungsfrequenz,
- einer Karte der Großen Arkana,
- einem hebräischen Buchstaben ...

**aber auch mit:**

- einem Chakra,
- einer Saphira oder mehreren Sephiroth ...

**und zusätzlich noch mit:**

- einem der Elemente: Luft, Wasser, Erde oder Feuer.

Auf dieser Ebene können wir auch Parallelen zwischen allen oben aufgeführten Ebenen ziehen und sie miteinander verknüpfen.

Und wir werden sehen, dass sich all diese Ebenen auf wundersame Weise ineinanderfügen, genau wie beim Matrjoschka-Prinzip.

Sie greifen ineinander! In diesem Moment der Entschlüsselung ähnelt unser therapeutischer Ansatz eher der schamanischen, der Seelen-Medizin.

Emmanuel Ransford* spricht in seinen Arbeiten und Forschungen von einer **Ur-Medizin**. Mit diesem therapeutischen Ansatz betreten wir in der Tat einen magischen Bereich, der unsere Vorstellungen übersteigt, aber zugleich sehr real ist. Welten, die von anderen Gesetzen bestimmt werden, in denen die Kreativität herrscht, in denen sich die unendliche Vielfalt des Möglichen offenbaren kann und alles im Werden begriffen ist.

Als Therapeuten müssen wir uns in einen Zustand maximaler Aufnahmebereitschaft, des völligen Loslassens und aufmerksamen Zuhörens versetzen, damit das Wunder geschieht, das Geheimnis zum Ausdruck kommt und die Wiederverbindung stattfindet! Auch der Patient muss in diesen Raum des Loslassens und der Aufnahmebereitschaft geführt werden.

Wir erhalten so Zugang zu zahlreichen Ebenen, von denen einige für uns im Moment noch unbekannt sind. Wir dürfen nicht vergessen, dass sich das Universum in fortwährender Ausdehnung befindet und dass wir an dieser kreativen Bewegung teilhaben – und zwar in jedem Augenblick.

## Wo befindet sich die Blockade?

### Sie kann sich auf verschiedenen Ebenen verbergen

- **Persönliches Erleben:** Falsche Erinnerungen aufgrund einer emotionalen Verletzung in diesem Leben, die es erschwert, seinen richtigen Platz im Leben zu finden.

---

* Ransford, Emmanuel: *L'Homme quantique*, Les éditions Trédaniel, 2017 und *La Conscience quantique et l'Au-delà*, Les éditions Trédaniel, 2019 (nicht auf Deutsch erhältlich)

- **Intrauterine Prägung:** Erinnerungen, die mit der Familie verbunden sind (die drei vorhergehenden Generationen), die ein Platzproblem innerhalb des Familiensystems verursachen.
- **Psychogenealogische Ebene:** Erinnerungen, die mit den 15 vorangegangenen Generationen zusammenhängen und ein Positionierungsproblem in Bezug auf den kollektiven oder sogar gesellschaftlichen *Egregor* verursachen – je nachdem, wo man sich befindet.
- **Karma-Ebene:** Karmabezogene Erinnerungen, die in gewisser Weise mit der Welt in Verbindung stehen und ein Platzproblem auf planetarer Ebene verursachen. Wir können in diesen Bereichen sehr weit gehen. Die Möglichkeiten der zu erforschenden Felder sind unendlich. Und dank der Zähne haben wir einen direkten Zugang zu diesen Universen.

*Die Zähne sind wahre Tore zu unserem Mikrokosmos, der seinerseits ein Spiegelbild des Makrokosmos ist …*

Für jede aufgespürte Gedächtnis- und Erinnerungsblockade stehen verschiedene Heilmittel zur Verfügung, mit denen wir die Patientinnen und Patienten behandeln können. Es gibt Heilmittel, die sich speziell auf das Deprogrammieren auf körperlicher Ebene konzentrieren. Ich setze hier ausgewählte ätherische Öle, einen bestimmten Stein (ein Mineral) und noch andere Dinge ein.

Auf psychischer Ebene arbeite ich jeweils mit einem homöopathischen Mittel und dessen Verdünnung, das ich patientenspezifisch teste und welches der Reinformation dient. Verdünnungen werden entsprechend der zu reprogrammierenden Ebene verwendet. Auf dieser Ebene werden wir auf alle uns zur Verfügung stehenden homöopathischen Mittel zurückgreifen, auch auf jene, die tierischer bzw. organischer Herkunft sind oder sogar Astra-Zubereitungen … All das wird natürlich getestet – entweder kinesiologisch, osteopathisch oder mithilfe der Pulsdiagnostik. Dann wende ich ein bestimmtes, einfaches Protokoll an, um die Seelenebene anzugehen. Zum Zeitpunkt der Sitzung wird eine Unterstützung – basierend auf der Heiligen Geometrie – gegeben, um den **Prozess der Wiederverbindung** einzuleiten.

Dabei ist zu beachten, dass die Quadranten paarweise funktionieren, also:

- der Quadrant mit den Zähnen 11 bis 18 korreliert mit dem Quadranten mit den Zähnen 21 bis 28;
- der Quadrant mit den Zähnen 31 bis 38 korreliert mit dem Quadranten mit den Zähnen 41 bis 48.

Wenn wir eine Blockade in einem der Quadranten feststellen, hat sich diese auf einer anderen Ebene ausgewirkt. Wir werden uns also damit beschäftigen müssen, einen Quadranten nach dem anderen zu „reharmonisieren".

## Weitere mögliche Heilmittel

- Ist die Ebene des persönlichen Erlebens betroffen, kann man Vitamine, Mineralien usw. einsetzen, um zu sehen, ob diese für den Körper hilfreich sind – **Zähne 11 bis 18**.
- Handelt es sich um das Leben im Mutterleib, verordne ich Quinton-Serum oder andere Spurenelemente – **Zähne 31 bis 38**.
- Liegt das Problem auf psychogenealogischer Ebene, sind z. B. Bachblüten oder Blütenessenzen im Allgemeinen geeignet. Aber auch die Mykotherapie, Kaktus- oder Rosenelixiere usw. finden Anwendung – **Zähne 41 bis 48**.
- Bei Problemen auf der Ebene des Karmas kann man auf Mineral-Elixiere, spagyrische Delphin-Elixiere, Orchideen-Elixiere usw. zurückgreifen – **Zähne 21 bis 28**.

All dies wird selbstverständlich bei jedem einzelnen Schritt getestet und überprüft.

Natürlich können auch Osteopathen, Kinesiologen, Akupunkteure, Faszien-Therapeuten usw. in die Behandlung mit einbezogen werden, je nachdem, welche Ebene getestet wird, um bei der Lösung der Blockade zu helfen.

Diese Öffnung in den Quantenbereich bietet uns ein absolut grenzenloses Untersuchungsfeld. Daher wage ich es, auf dieser Leseebene zu sagen, dass das Gebiss ein Spiegelbild von etwas Größerem ist ...

– 3 –

# Das Gebiss: Spiegelbild des Codes aller Codes

## Das Gebiss – ein holografisches System

Wir wissen inzwischen, dass das Universum auf einem System aus Hologrammen aufgebaut ist; mit anderen Worten, es ist, als gäbe es eine Ur-Information, die unendlich oft vervielfältigt wird, und zwar bis in die Tiefen unserer Zellen. Das Universum bedient sich, um sich zu offenbaren, einer sich wiederholenden Geometrie, die sich vom unendlich Kleinen bis zum unendlich Großen wiederfindet.

Schon der Quantenphysiker David Bohm schrieb:

*Das Universum als riesiges Hologramm – jede Galaxie, jedes Atom schließt die Gesamtheit des Universums ein. In gewisser Weise ist der Mensch ein Mikrokosmos des Universums; damit ist der Mensch also eine Zusammenfassung dessen.*

Auf einer anderen Ebene finden wir übrigens die Kartografie des menschlichen Körpers wieder in den Händen, den Füßen, den Ohren, der Zunge ...

Und auch in einem einzigen DNA-Strang unserer Zellen stoßen wir auf alle Merkmale des Individuums: Haar- und Augenfarbe, Charaktereigenschaften usw.

Carl Johan Calleman, Doktor der physikalischen Biologie, stellt in seinem Buch *Cosmologie maya et théorie quantique** einen Zusammenhang zwischen der Quantenphysik, dem ursprünglichen Lebensbaum des Universums und dem Maya-Kalender her.

Er spricht von einer **zentralen Achse** – einem **kosmischen Lebensbaum des Universums** –, die eine Richtung vorgeben würde, eine verschachtelte Hierarchie von **Holons** schaffen würde, die mikrokosmische Spiegelbilder dieser Achse sind (S. 34 und S. 41 der französischsprachigen Ausgabe seines Buches).

*Die Existenz eines solchen zugrundeliegenden Energiefeldes wird von Physikern fast allgemein anerkannt.*

– Carl Johan Calleman –

Alle Dinge und alles Existierende wären somit exakte Kopien dieser Struktur, dieser ursprünglichen Information ...

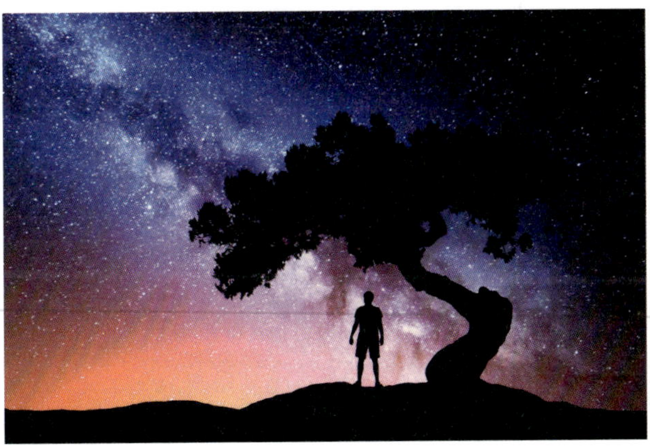

* Calleman, Carl Johan: *Cosmologie maya et théorie quantique : l'origine et l'évolution de la vie*, Alphée, 2011 (nur auf Französisch oder Englisch erhältlich)

In zahlreichen Überlieferungen ist von diesem Baum des Lebens die Rede. In der Bibel steht geschrieben, dass der Mensch nach dem Bild Gottes erschaffen wurde – wir sind wie ein Abbild eines ursprünglichen Plans.

Der Mathematiker Benoît Mandelbrot spricht 1974 zum ersten Mal von **Fraktalen** und definiert diese folgendermaßen:

*„Ein Fraktal ist ein geometrisches Objekt, das durch eine Reihe präziser Eigenschaften definiert ist, darunter die Eigenschaft der Selbstähnlichkeit, d. h. das Ganze ist einem seiner Teile ähnlich. Es bezeichnet eine Form, deren Aussehen sich nicht verändert, unabhängig davon, in welchem Maßstab man sie betrachtet."*

Fraktale Strukturen sind in der Biologie und in der Natur allgegenwärtig.

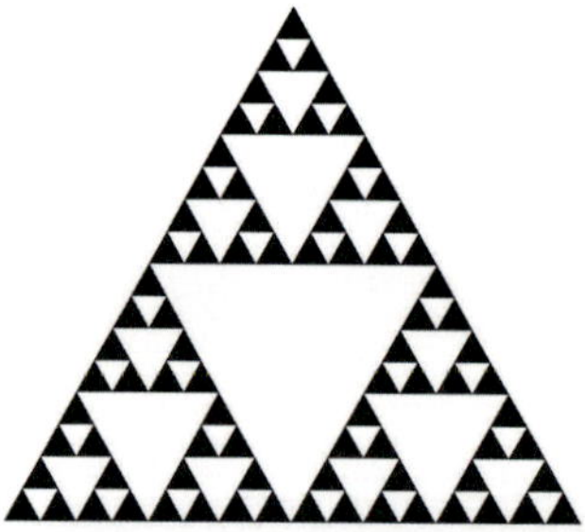

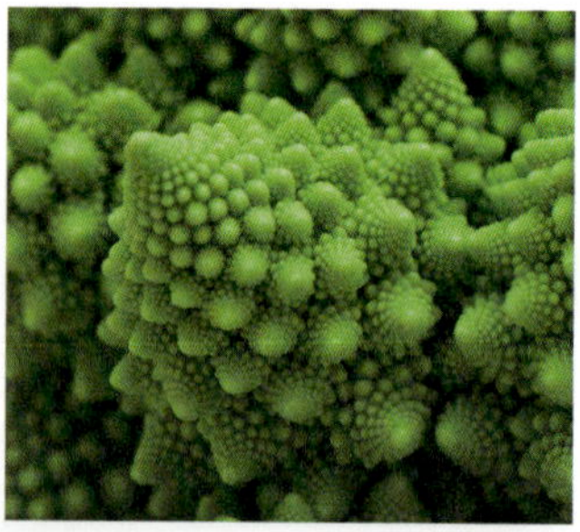

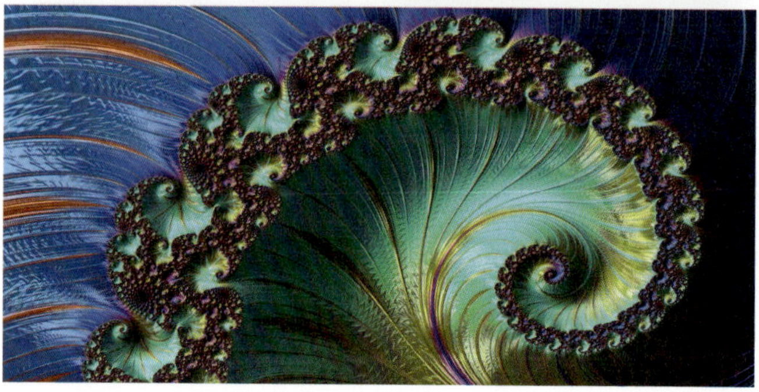

Heute besteht unter zahlreichen Wissenschaftlern Einigkeit darüber, dass wir in einem fraktalen Universum leben.

Auf der Ebene der Zähne halte ich dies für besonders zutreffend. Hier findet man, wenn man so will, diese ursprüngliche Kartografie wieder. Die Zähne wären somit ein Hologramm des Baums des Lebens – umso mehr, als es 32 bleibende Zähne und 32 Wege der Weisheit im kabbalistischen Lebensbaum gibt, der wiederum mit den ursprünglichen Archetypen verbunden ist ... Unsere Zähne sind daher Zugänge zu unserem Mikrokosmos.

## Die Zähne und die Heilige Geometrie

An dieser Stelle erlaube ich mir zu sagen, dass das Gebiss die Heilige Geometrie widerspiegelt, eine Urform, aus der alles erschaffen wurde, wie wir gleich sehen werden.

Und zwar:

*Die Heilige Geometrie könnte als die Sprache aller bekannten und unbekannten fundamentalen und universellen Energiestrukturen definiert werden.*

Und weiter:

*Die Heilige Geometrie ist die universelle Sprache der Schöpfung.*

Und:

*Mathematik ist das Alphabet, mit dessen Hilfe Gott das Universum beschrieben hat.*

– Galileo Galilei –

Wir wissen, dass der berühmte Philosoph und Mathematiker Platon die geometrischen Formen beschrieben hat, die in allem, was existiert, enthalten sind.

## Die fünf platonischen Körper

Platon ließ über dem Eingang seiner Akademie folgende Inschrift anbringen:

*Niemand trete ein ohne Kenntnis der Geometrie.*

**DIE FÜNF PLATONISCHEN KÖRPER**

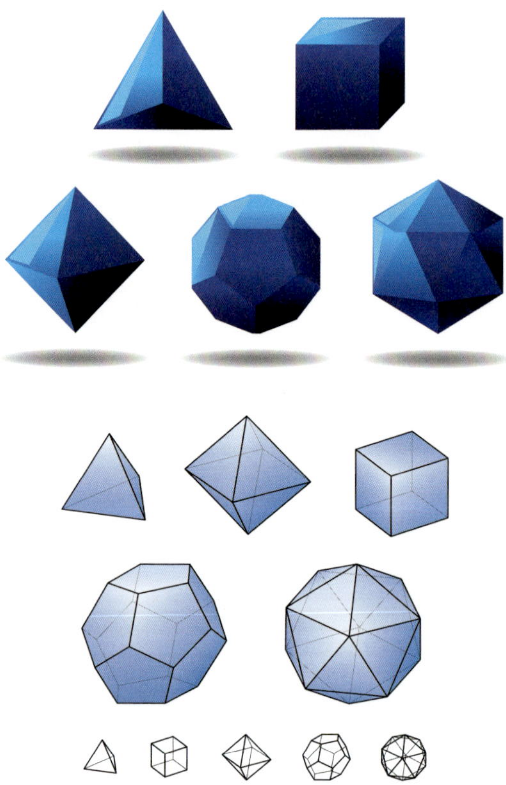

An dieser Stelle sei darauf hingewiesen, dass bis heute keine anderen regelmäßigen Polyeder entdeckt wurden.

Platon sagte:

*So bediente sich Gott dieser vielmehr für das Weltganze, als er diesem seinen Bilderschmuck gab.*

– TIMAIOS 55A, VON EUKLID –

Bemerkenswert ist, dass alle fünf platonischen Körper in der Blume des Lebens enthalten sind.

**BLUME DES LEBENS UND DIE PLATONISCHEN KÖRPER WÜRFEL DES METATRON**

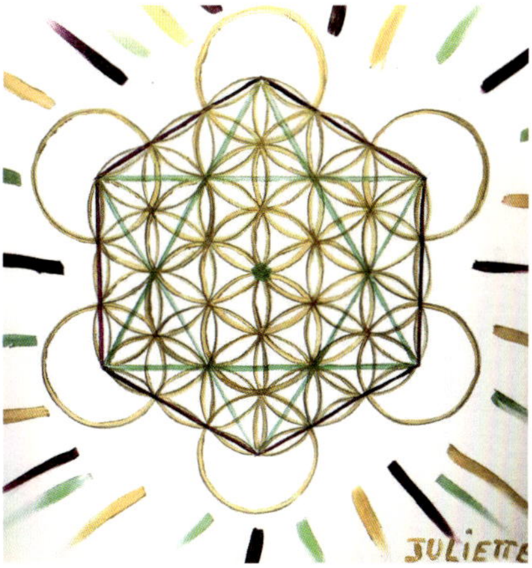


## Die Blume des Lebens

Die Blume des Lebens wird von vielen Autoren und Wissenschaftlern als das Symbol angesehen, das die gesamte Geometrie des Lebens, wie wir es auf der Erde kennen, enthält. In ihren Augen trägt sie in sich die Grundlage aller Formen. Wir finden die Blume des Lebens übrigens in allen großen Kulturen:

- In **Ägypten** im Tempel des Osirion (auch Osireion genannt) in Abydos. Dies ist die älteste bekannte Darstellung der Blume des Lebens. Es könnte sich dabei um das Symbol für das Auge des damaligen Sonnengottes Râ handeln.
- In der **Türkei** kann man sie an der Wand einer Synagoge sehen. ❶
- In **China** ist sie dreidimensional unter den Pfoten der Wächter des Wissens in der Verbotenen Stadt dargestellt. ❷
- In **Indien** ist sie auf dem Boden des Goldenen Tempels von Amritsar in Punjab zu bewundern.

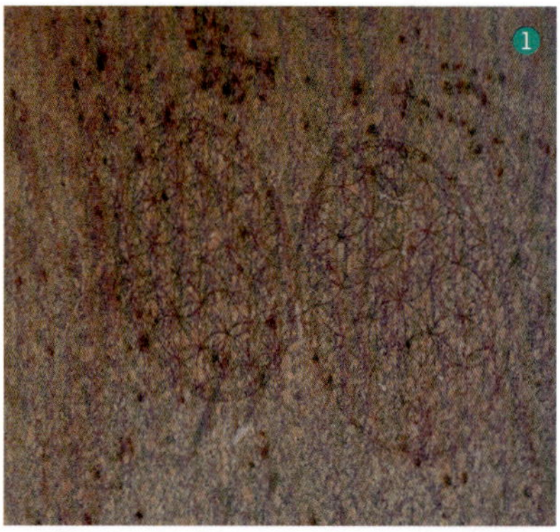

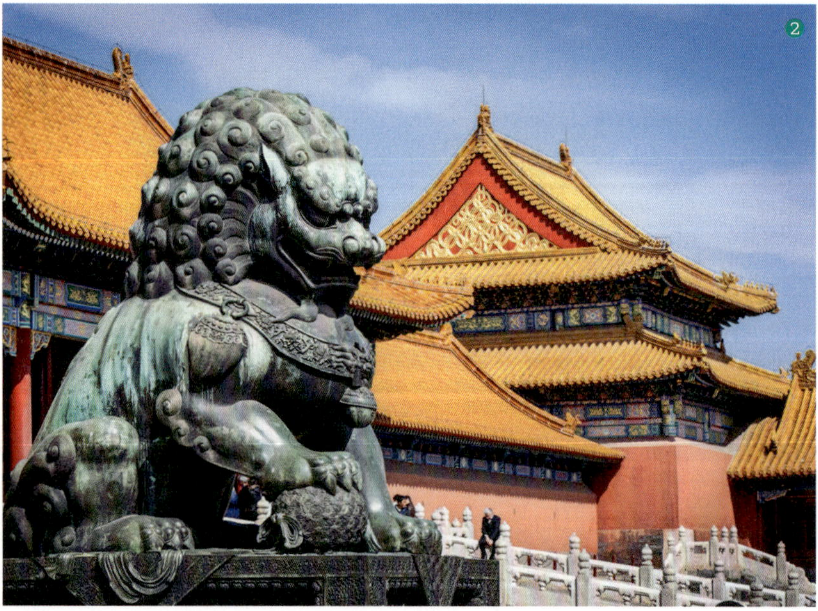

- Auch **Leonardo da Vinci** hat die Blume des Lebens studiert, wie einige seiner Schriften belegen. ❸
- Die Blume des Lebens findet man auch in **Israel** an einem alten Tempel in Kafarnaum ❹❺❻
- sowie am Giebel der **Kirche „Saint-Genès“** in Thiers (Puy-de-Dôme)
- und in Form der **Kornkreise** in der Nähe von Torigny-les-Villes.

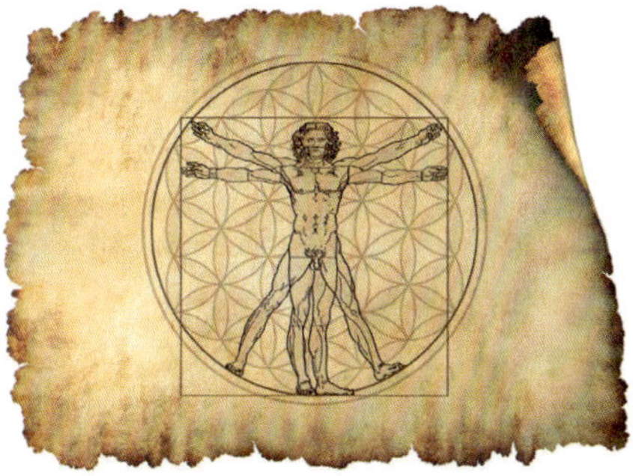

③

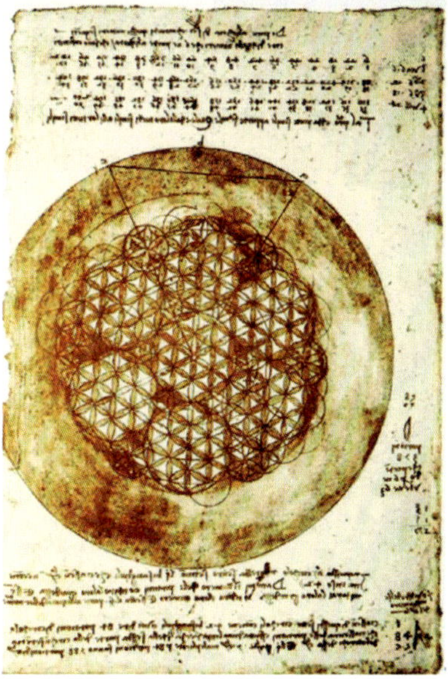

④

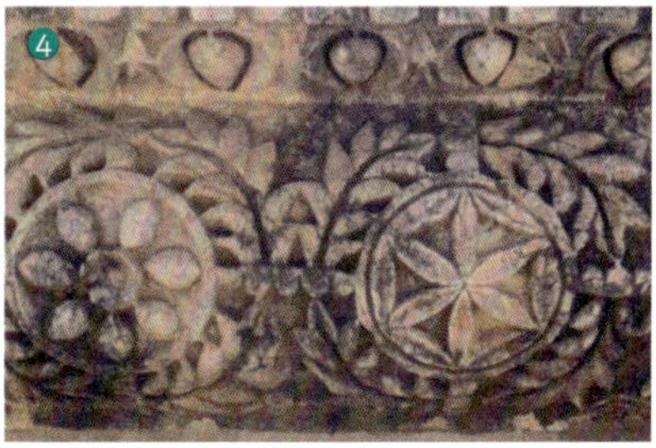

⑤

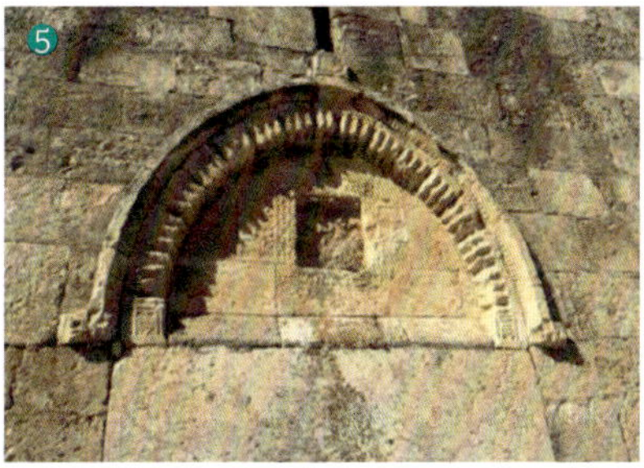

⑥

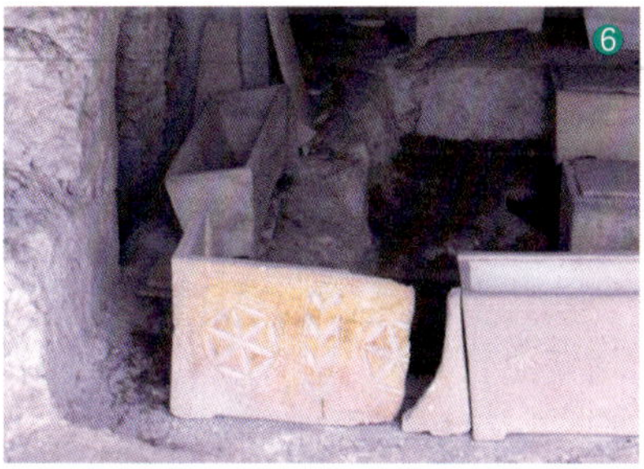

Bekanntermaßen besteht die Blume des Lebens aus 64 Tetraedern.

### TETRAEDER UND DIE BLUME DES LEBENS

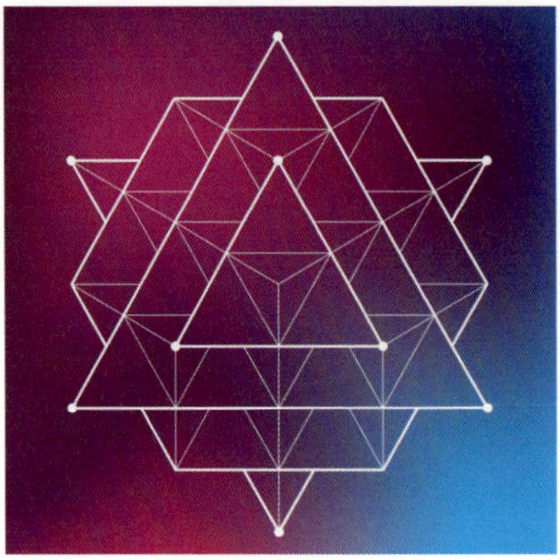

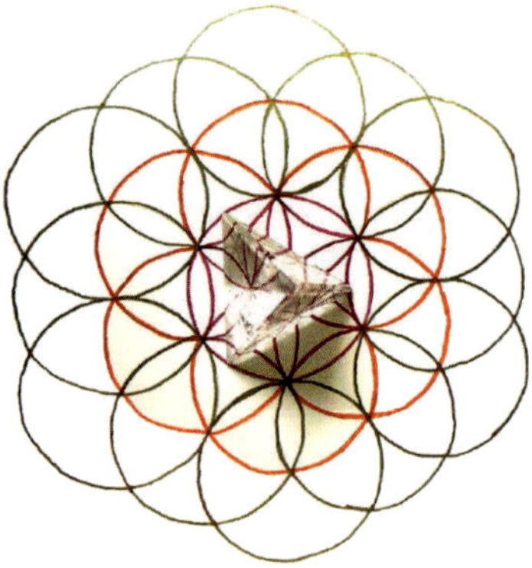

Wir haben 32 Zähne, die sich in 64 aufspalten lassen. Und tatsächlich ist es so, dass das Gebiss, das aus 32 Zähnen besteht, sich aus 32 sichtbaren Zahnkronen und 32 verborgenen Zahnwurzeln zusammensetzt. Somit ergibt sich ein Ganzes aus 64 Elementen, die sich auf zwei verschiedenen Ebenen befinden.

Jeder Zahn wird somit als aus zwei Elementen bestehend betrachtet:

### ELEMENTE DER ZÄHNE

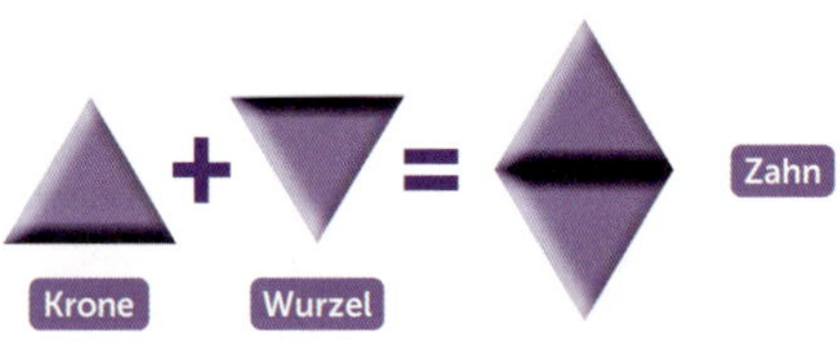


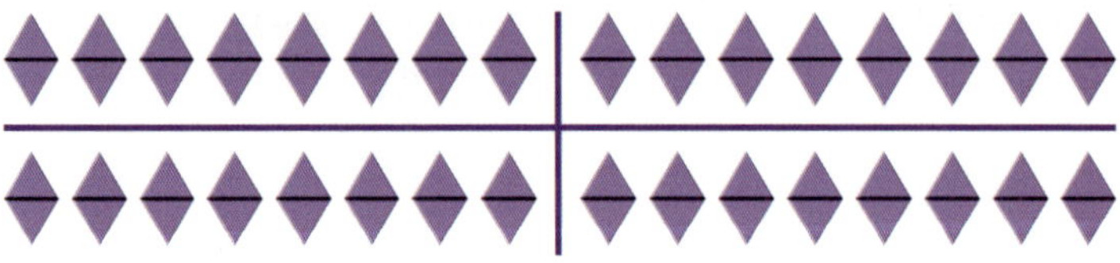

## Die Zahl 64 und die DNA

Auch die Zahl 64 ist sehr aufschlussreich. Wie man sieht, kommt sie in der Blume des Lebens in Form der 64 Tetraeder vor. Aber auch in unserer DNA ist sie zu finden! Denn auf der Ebene des genetischen Codes gibt es 64 Nukleotide. In diesem Zusammenhang erklärt uns der Wissenschaftler Jean-Claude Perez*, dass es in Wirklichkeit eine Spiegelsymmetrie in den Genen gibt. Daraus resultierend ist er der Auffassung, dass 2 mal 32 Codons in der DNA existieren – also 32 Codons, die spiegelbildlich zu 32 anderen stehen, die sie „auf der anderen Seite spiegeln" – und das belegt er auf brillante Weise! Diese Schlussfolgerungen finden Sie in seinem Buch detailliert dargelegt.

Wirklich erstaunlich! Meine eigene Hypothese auf der Ebene des Gebisses, wenn man davon ausgehen kann, dass wir 64 Elemente haben (also 2 mal 32) und dass jeder Zahn des Oberkiefers, der wiederum aus einer Krone und einer Wurzel besteht, sich in jedem Zahn des Unterkiefers widerspiegelt – und umgekehrt – und so eine Art Spiegelsymmetrie bildet, fand durch die Forschungen von Jean-Claude Perez über die DNA in gewisser Weise ihre Bestätigung. Wir dürfen hier nicht vergessen, dass alles eine Kopie eines ursprünglichen Superplans ist, der unter anderem durch den kabbalistischen Lebensbaum symbolisiert wird.

In der Tat können wir hier die Zähne mit den Nukleotiden der DNA vergleichen – die alle „Programme des Individuums" enthalten –, denn wie wir bereits gesehen haben, bergen auch die Zähne unzählige Leseebenen, Codierungen und Erinnerungen des Individuums in sich. Wir können also sagen, dass das Gebiss, das aus 32 mal 2 Elementen besteht, ein echter „Identitätsnachweis" eines Menschen ist – jeder Zahn, wie auch jedes Nukleotid der DNA, enthält Informationen, Merkmale und Erinnerungen, die ihm eigen sind.

---

* Perez, Jean-Claude: *Codex Biogenesis*, Marco Pietteur, 2009 (nicht auf Deutsch erhältlich)

## MENSCHLICHER DNA-STRANG

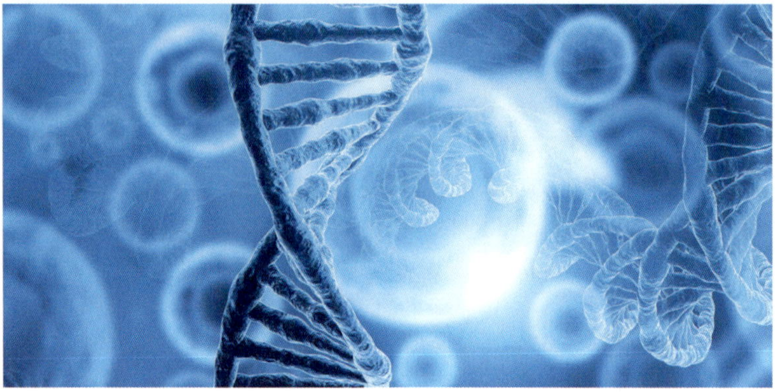

## 64 MÖGLICHE DNA-CODONS

## DER GENETISCHE CODE

| Boten-RNA Erste Nukleobase im Codon | Boten-RNA Zweite Nukleobase im Codon: U | C | A | G | Boten-RNA Dritte Nukleobase im Codon |
|---|---|---|---|---|---|
| U | Phe | Ser | Tyr | Cys | U |
| | Phe | Ser | Tyr | Cys | C |
| | Leu | Ser | STOP | STOP | A |
| | Leu | Ser | STOP | Trp | G |
| C | Leu | Pro | His | Arg | U |
| | Leu | Pro | His | Arg | C |
| | Leu | Pro | Gln | Arg | A |
| | Leu | Pro | Gln | Arg | G |
| A | Ile | Thr | Asn | Ser | U |
| | Ile | Thr | Asn | Ser | C |
| | Ile | Thr | Lys | Arg | A |
| | Met | Thr | Lys | Arg | G |
| G | Val | Ala | Asp | Gly | U |
| | Val | Ala | Asp | Gly | C |
| | Val | Ala | Glu | Gly | A |
| | Val | Ala | Glu | Gly | G |

**32 ZAHNKRONEN + 32 ZAHNWURZELN = 64 ELEMENTE**

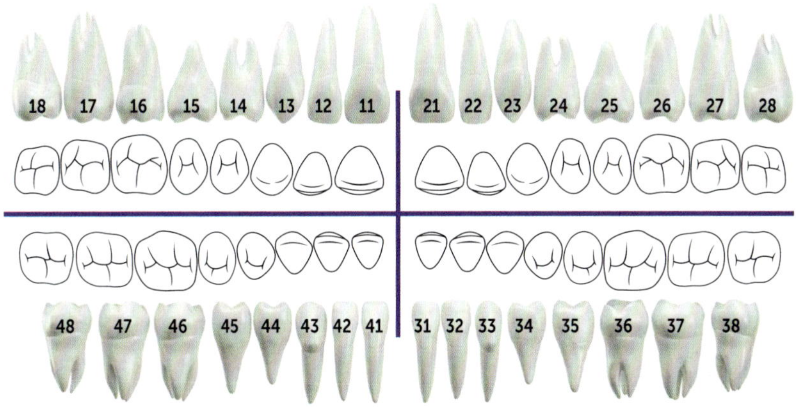


Man kann auch sagen, dass unsere Zahnkronen echte Spiegel unseres tiefen Selbst und unseres Unbewussten sind, die durch unsere Zahnwurzeln verkörpert werden. An dieser Stelle sei an einen der Lehrsätze der *Tabula Smaragdina* erinnert:

*Siehe, das Oberste kommt vom Untersten,*
*und das Unterste vom Obersten; ein Werk der Wunder*
*von einem Einzigen.*

– HERMES TRISMEGISTOS –

Das bedeutet:

**1 ZAHNKRONE + 1 ZAHNWURZEL = 1 ZAHN**

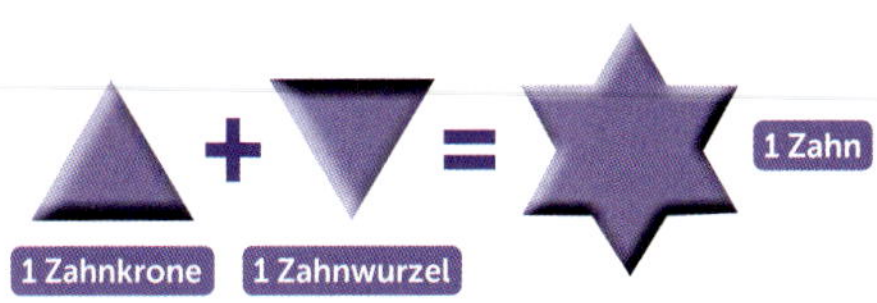


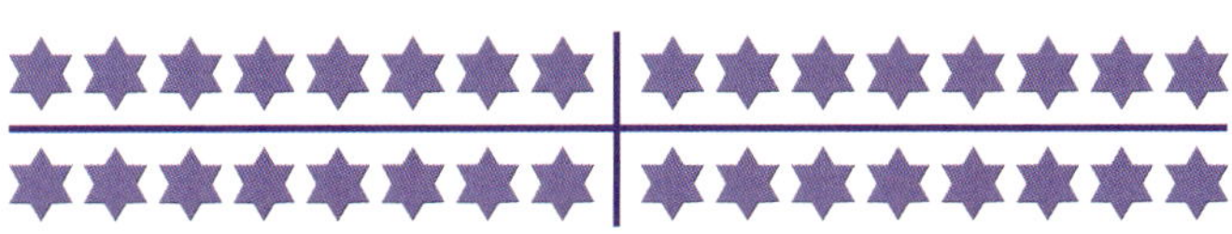

## Die Zahl 64 und das Gänsespiel

Beschäftigen wir uns weiter mit dieser Zahl 64 ... konkret mit den 64 Feldern des Gänsespiels, einem der ältesten Brettspiele überhaupt, das einen wahren Initiationsweg darstellt. So sagte der berühmte Alchemist Fulcanelli über dieses Spiel:

*„[...] dass es das volkstümliche Labyrinth der heiligen Kunst und auch eine Sammlung der wichtigsten Hieroglyphen des Großen Werkes war."*

Er sagte des Weiteren, dass:

*„[...] die Zahl 64 die Heilige Stadt repräsentiert – die Abkürzung des als Summe aller kosmischen Zyklen konzipierten Universums, die Erfüllung und Vollendung der Reise!"*

## Die Zahl 64, das Yi-King, das Tarot ...

Auch im Yi-King (auch: I Ging oder Yì Jīng oder „Buch der Wandlungen") – dem ältesten der klassischen chinesischen Texte – finden wir die 64 Hexagramme.

Ebenso hat Toni Ceron in seinen Arbeiten bereits auf die Verbindung zwischen den Zähnen und dem Yi-King hingewiesen.

Beim Schachspiel gibt es 64 Felder auf dem Brett, nämlich 32 weiße und 32 schwarze Felder.

Außerdem ist 64 die Kubikzahl von 4, also 4 × 4 × 4 = 64.

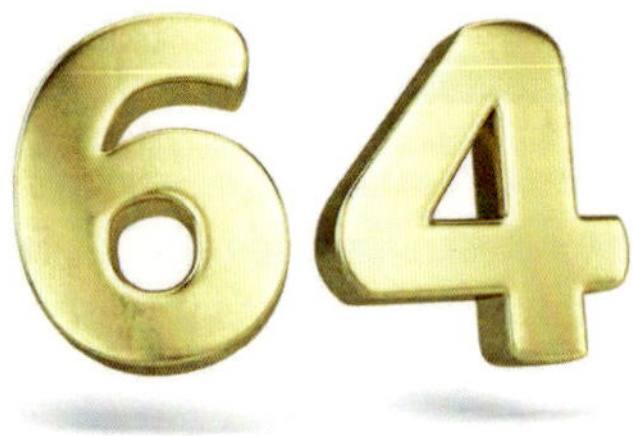

## DIE MACHT DER 2

$$2 = 2^1$$
$$2 \times 2 = 4 = 2^2$$
$$2 \times 2 \times 2 = 8 = 2^3$$
$$2 \times 2 \times 2 \times 2 = 16 = 2^4$$
$$2 \times 2 \times 2 \times 2 \times 2 = 32 = 2^5$$
$$2 \times 2 \times 2 \times 2 \times 2 \times 2 = 64 = 2^6$$

Es ist schon merkwürdig … Die Zahnnummerierung beginnt tatsächlich mit dem Zahn 11, d. h. in der Numerologie bedeutet dies: 1 + 1 = 2.

Wir gehen also davon aus, dass das Erwachsenengebiss – bestehend aus 32 Kronen und 32 Wurzeln – die Gesamtzahl von 64 Elementen aufweist und somit das **perfekte**, materialisierte **Spiegelbild** der **Heiligen Geometrie** ist.

Diese Heilige Geometrie wird durch die Blume des Lebens symbolisiert, die in allen großen Kulturen vorkommt – sozusagen eine Art universelle Matrix sowohl auf der Ebene des Makrokosmos als auch auf der des Mikrokosmos.

## BLUME DES LEBENS UND HOLOGRAMM

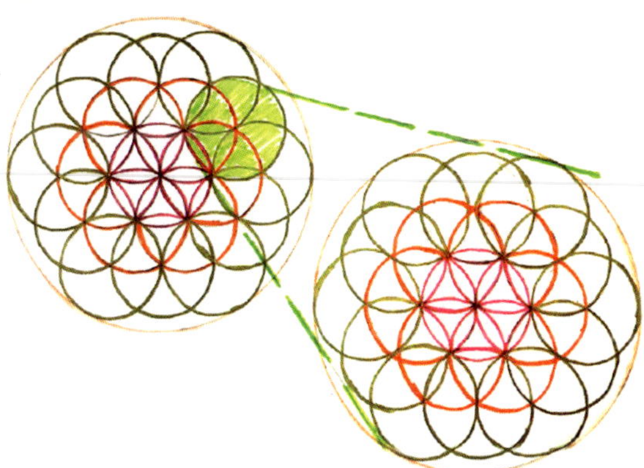

Man kann Zähne mit lebenden Steinen vergleichen, die zu einem Ganzen angeordnet sind, was wiederum ein Spiegelbild der Blume des Lebens ist, die alle Informationen der Schöpfung in sich birgt und die ihrerseits von der zentralen Achse – dem kosmischen Lebensbaum – mit Informationen gespeist wird. Wir gehen sogar noch weiter und sagen, dass jeder Zahn – in der hebräischen Tradition ist ihm der Wert 1000 zugeordnet – ein Zeichen der Vollkommenheit, der wiedergefundenen Einheit ist und ein individuelles Hologramm der Blume des Lebens darstellt.

### ZÄHNE UND BLUME DES LEBENS VON UMBERTO MOLINARO

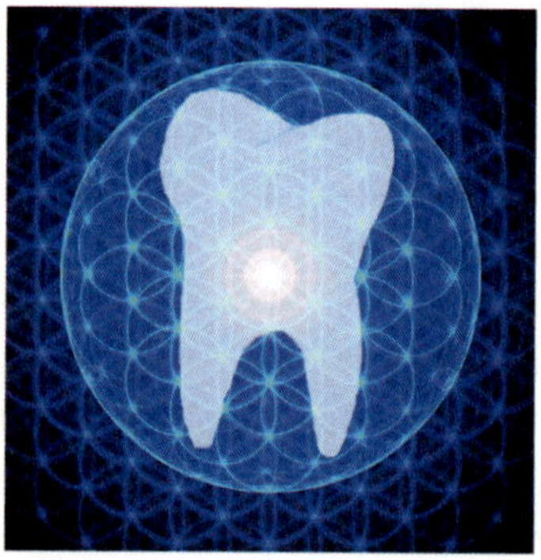

Hier kommen wir in Kontakt mit den Archetypen der Grundlagen des Universums.

Der Zahn selbst kann als heiliger Raum betrachtet werden. Er besitzt sogar eine **Krone**! Außerdem umschließt er in seinem Inneren einen Raum, der Nerven und Blutgefäße enthält und als „Pulpakammer" bezeichnet wird – hier ein Symbol für ein Hochzeitsgemach, ein Tabernakel ... Ein Ort der Begegnung mit dem Leben und seinem Mysterium ...

## *Was gibt es Schöneres als ein Lächeln!*

Magisch ist gewissermaßen, dass diese Heilige Geometrie, aus der heraus alles existiert, die eine Vollkommenheit aller Dinge und eine unendliche Weisheit offenbart, hier sichtbar wird.

## Gebiss und hebräisches Alphabet

An anderer Stelle in diesem Buch erwähnte ich bereits den *Codex Biogenesis* von Jean-Claude Perez. Wie man sieht, vertritt er in seinem Werk bereits die Auffassung, dass die Organisation der DNA nicht aus 64 Codons, sondern aus 32 mal 2 Codons besteht und ein Spiegelbild eines tieferen, verborgenen Codes ist.

Die Forschungen von Dominique Aubier, die jahrzehntelang an der Entschlüsselung des hebräischen Alphabets gearbeitet hat, liefern uns wesentliche Schlüssel, um dieses Gesamtverständnis entwickeln zu können. In ihrem (französischsprachigen) Film *Les 13 Clés du Code des Codes* (auf Deutsch etwa: „Die 13 Schlüssel zum Code aller Codes") zeigt sie uns gewissermaßen, dass nicht der genetische Code der Mastercode ist, da dieser nur einen viel tieferen Code widerspiegelt. Für Dominique Aubier ist das hebräische Alphabet das absolute Modell der Schöpfung, das sich auf allen Ebenen wiederfindet.

Aufgrund seiner Struktur – sprich 32 Elemente mal 2 – ist das Gebiss für uns genau wie die Organisation der DNA, bei der wir ebenfalls dieses Verhältnis von 32 mal 2 haben, Zeuge eines allem zugrundeliegenden, unsichtbaren, aber sehr präsenten Codes.

Carl Johan Calleman schreibt auf S. 35 in seinem Buch *Cosmologie maya et théorie quantique**:

„Ich werde daher vom Baum des Lebens als einer platonischen Form sprechen, was bedeutet, dass es eine geometrische Existenz vor der physischen Offenbarung gibt und dass er sich jenseits aller physischen Offenbarung befindet."

Das Gebiss ist tatsächlich das Spiegelbild eines Superplans, eines „Mastercodes", der durch das hebräische Alphabet vermittelt und durch die Heilige Geometrie – symbolisiert durch die Blume

---

* Calleman, Carl Johan: *Cosmologie maya et théorie quantique*, Alphée, 2010 (nur auf Französisch und Englisch erhältlich)

des Lebens – widergespiegelt wird und sich auf unserer Ebene, im Herzen des Lebendigen, in unserer Biologie bewundern lässt.

Es liegt an uns, uns dessen bewusst zu werden und ihn zu entschlüsseln – genau wie die DNA. Tatsächlich kann das Gebiss als echter „Identitätsnachweis" betrachtet werden, der die gesamten Informationen eines Wesens enthält, wie eine Art genetischer Supercode, der sich uns offenbart.

*Auf dieser Leseebene können wir einfach nicht anders, als von der Schönheit, der genialen Organisation des Universums, der Schöpfung und dem Leben überwältigt zu sein. Danke!*

Dieses Kapitel,
das einem sechsten Kapitel entspricht,
ist wie der **sechste Sinn**.
Wir haben also fünf Ebenen
– fünf Entschlüsselungsebenen –
und nun noch eine weitere,
die die anderen fünf zusammenfasst.

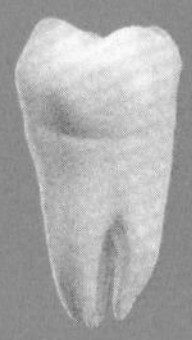

*Kapitel 6*

# DIE 13 SCHLÜSSEL ZUM DECODIEREN DER ZÄHNE

*Die Vernunft formt den Menschen, das Gefühl leitet ihn.*

*Jean-Jacques Rousseau*

## 1. Code

# Begriff der Einheit / 1

Im Gebiss finden wir eine Vorstellung von ***Einheit***. Schauen wir uns an, wie sich diese auf verschiedenen Ebenen zeigt.

Zunächst einmal besteht das Gebiss, wie wir gesehen haben, aus 32 bleibenden Zähnen, die 64 Elemente darstellen (also 32 × 2), 32 Zahnwurzeln und 32 Zahnkronen.

In der Numerologie ergibt das Reduzieren der Zahl 64:

**64 = 6 + 4 = 10 = 1**

### *Das Gebiss bildet ein Ganzes mit dem Wert 64/1.*

Im Kapitel über die Verbindungen zwischen Zähnen und Heiliger Geometrie haben wir uns auch mit der Symbolik der Zahl 64 als Symbol der Vollkommenheit beschäftigt. Wir werden im Laufe des Buches noch einmal darauf zurückkommen.

Wir haben außerdem gesehen, dass der Zahn in der hebräischen Kultur dem Ideogramm des hebräischen Buchstabens *Schin* (Sin) – dem 21. Buchstaben dieses Alphabets – entspricht. Dieser Buchstabe Schin, der wie schon erwähnt einen Zahn symbolisiert, hat einen Zahlenwert von 300 und steht für Drei-Einigkeit, Feuer und Geist. Das Schin – mit besagtem Wert von 300 – endet mit dem Buchstaben *Nun* in Endstellung, der wiederum einen Zahlenwert von 700 hat.

Bilden wir nun die Summe dieser beiden Buchstaben, ergibt sich: 300 + 700 = 1000. Die 1000 wiederum entspricht dem Buchstaben *Aleph* in Endstellung und symbolisiert die wiedergefundene Einheit.

Annick de Souzenelle schreibt in ihrem Buch *La Symbolique du corps humain** im Kapitel über das menschliche Gebiss auf S. 373 Folgendes dazu:

*„Wir finden hier nicht nur die tiefe Einheit des dreifaltigen göttlichen Mysteriums wieder, das die Erschaffung der Welten lenkt, sondern vor allem erleben wir in dieser Symbolik der 1000 die wiedergefundene, wiedergewonnene Einheit, die die Gesamtheit der vollendeten Welten umfasst."*

---

* de Souzenelle, Annick: *La Symbolique du corps humain*, Albin Michel, 2016 (nicht auf Deutsch erhältlich)

## 2. Code

# Begriff der Dualität / 2

Der Aufbau des Gebisses offenbart uns auf verblüffende Weise genau diese Polarität.

**Unten/oben**

- Mit **16** Zähnen im Oberkiefer und **16** Zähnen im Unterkiefer.

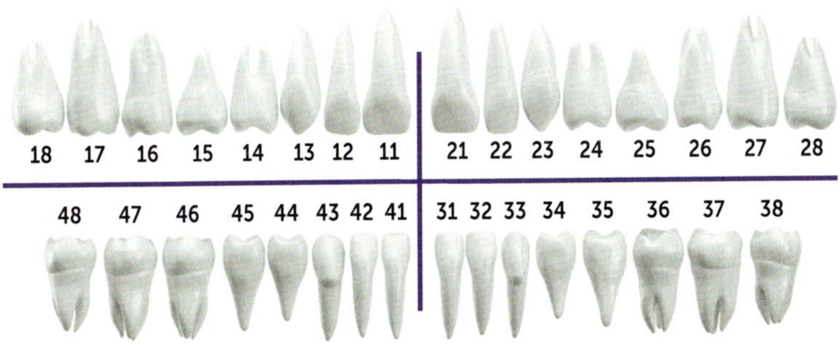


**Rechts/links**

- Wir haben **16** Zähne auf der rechten und **16** Zähne auf der linken Seite.

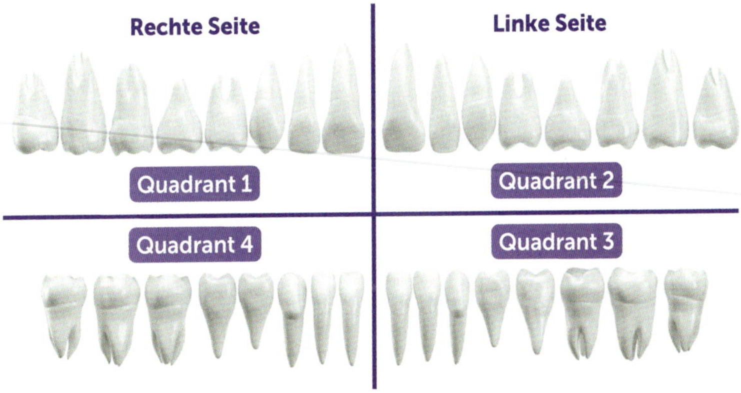

### Auf der Ebene der Zahnquadranten

Pro Zahnquadrant weist das Erwachsenengebiss auf:

- **2** Schneidezähne
- **2** Prämolaren
- **2** Molaren (und der Weisheitszahn, der jedoch nicht immer vorhanden ist)

### Auf der Ebene der Kiefer

Pro Kiefer haben wir 2 Eckzähne:

- **2** obere Eckzähne – 13 und 23
- **2** untere Eckzähne – 33 und 43

Der Zahn selbst besteht aus **2** Elementen:

- einer Zahnwurzel
- einer Zahnkrone

Wir sehen, dass dieser Code 2 im Gebiss sehr präsent ist.

## 3. Code

# Begriff der Drei-Einigkeit

Wie wir bereits wissen, bedeutet der hebräische Buchstabe *Schin* Zahn.

### Der Buchstabe *Schin*

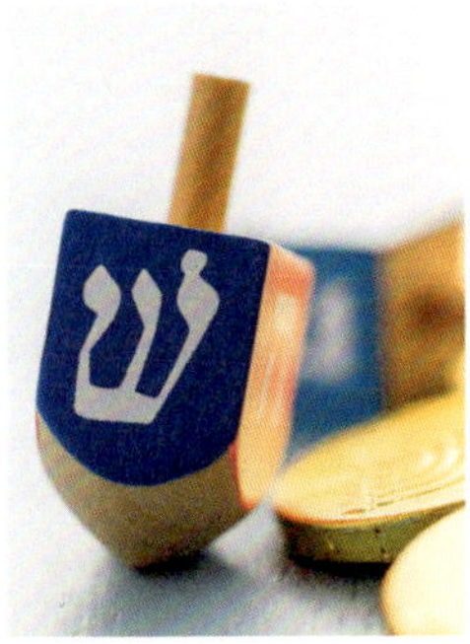

Dieser Buchstabe *Schin* besteht wiederum aus 3 Zweigen, die – wie wir sehen können – weiteren Buchstaben entsprechen: 3 *Waw*, die wiederum aus 3 *Jod* gebildet werden. Der Buchstabe Schin hat den Wert 300 (in der Numerologie: 300/3).

Außerdem weist dieser Buchstabe die Form eines **Dreizacks** auf. Das erinnert uns an das Zepter Neptuns, den römischen Gott der fließenden Gewässer, springenden Quellen und des Meeres (Äquivalent zu Poseidon, dem griechischen Gott des Meeres), und an Shiva, eine Hindu-Gottheit, und symbolisiert die einzigartige Macht der göttlichen Drei-Einigkeit.

Damit ist klar: Der Zahn trägt diese Vorstellung der Drei-Einigkeit in sich.

## 4. Code

# Die Zahl 4

Auch die Zahl 4 findet sich im Gebiss auf mehreren Ebenen wieder.

**So haben wir, wie wir bereits gesehen haben, 4 Zahnquadranten.**

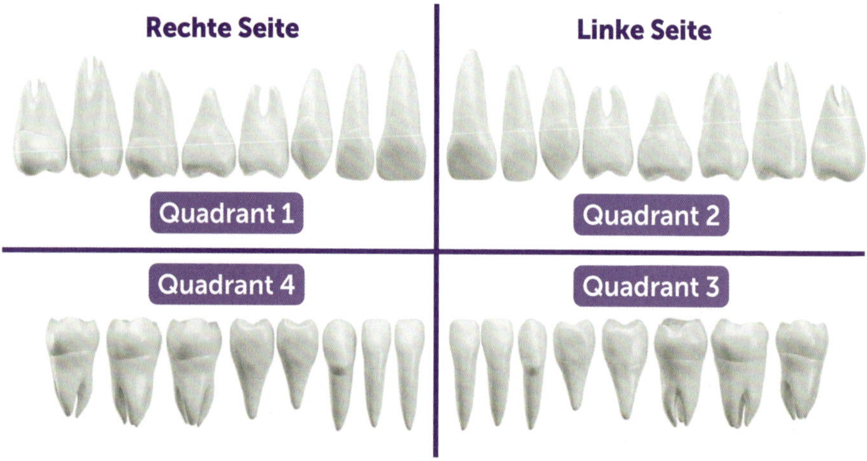


Außerdem gibt es 4 Arten von Zähnen: Schneidezähne, Eckzähne, Prämolaren und Molaren.

Wir haben an anderer Stelle bereits von den 4 Säulen des Seins gesprochen, die von den 4 ersten Molaren gestützt und symbolisiert werden. Diese Backenzähne brechen im Alter von 6-7 Jahren durch und sind die ersten bleibenden Zähne, die sich auf den Zahnbögen entwickeln.

**Diese Vorstellung vierteiliger – quaternärer – Strukturen ist von grundlegender Bedeutung.**

Wir finden sie unter anderem sehr präsent im menschlichen Genom. Jean-Claude Perez spricht in seinem (nur auf Französisch erhältlichen) Buch* *Codex Biogenesis* auf S. 130 von den „4 Quartilen des menschlichen Genoms". In diesem Genom besteht jedes Codon wiederum aus 4 Nukleinsäuren.

**Es gibt 4 Jahreszeiten.**
Auch bei den Elementen sind es 4: **Wasser, Feuer, Luft und Erde**.

In den verschiedensten Kulturen finden wir diesen Wert wieder. So beispielweise in der christlichen Tradition: Hier haben wir uns bereits mit den 4 Lebenden beschäftigt, die die Evangelisten repräsentieren.

In der Antike umfasste das sogenannte *Quadrivium* die 4 Disziplinen Astrologie, Geometrie, Musik und die Wissenschaft der Zahlen. In der hebräischen Tradition stoßen wir mit den 4 Welten – Welt der Emanation, Welt der Schöpfung, Welt der Formung und Welt der Tat – ebenso auf diese Zahl.

*Die Zahl 4 ist immer und überall präsent und gilt als die Zahl der universellen Offenbarung.*

So leisteten die Pythagoreer ihren Eid auf die heilige Tetraktys (Vierheit). Für sie war die Tetraktys ein Abbild der vierfach wirkenden Kräfte in der Natur, die sich in der Struktur der Welt widerspiegelt.

* Perez, Jean-Claude: *Codex Biogenesis*, M. PIETTEUR, 2009 (nicht auf Deutsch erhältlich)

## 5. Code

# Die Zahl 5

Bekanntermaßen gehören zum Milchgebiss 20 Zähne, die sich wie folgt aufteilen:

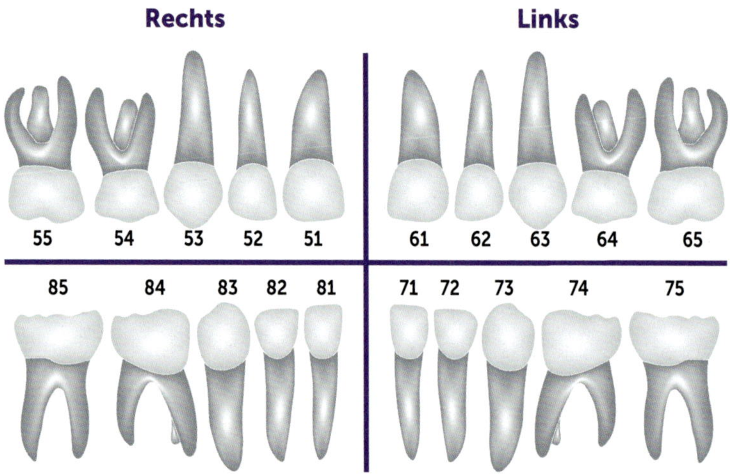


Damit ergibt sich folgendes Schema:

| Rechts | Links |
|---|---|
| 5 Milchzähne | 5 Milchzähne |
| 5 Milchzähne | 5 Milchzähne |

Wir sehen, dass die 5 im menschlichen Gebiss sehr präsent ist.
In der Zahlensymbolik steht die 5, wie wir nun schon wissen, für den „wohlgeformten Menschen" (siehe dazu den *Vitruvianischen*

*Menschen* von Leonardo da Vinci), den befreiten Menschen, den Menschen auf dem Weg zu sich selbst.

Im *Tarot de Marseille* entspricht die 5 der Arkane des Papstes (oder des Hohepriesters). Diese Karte symbolisiert eine Führungsperson, den Vater, einen weisen Mann, einen Lehrer und den Papst (bzw. Hohepriester), eine Person, die die beiden Pole – rechts und links – unseres Seins vereint usw. Und genau das ist eine der Aufgaben der Milchzähne: Sie führen die Keime der bleibenden Zähne – bis diese sich in die Zahnbögen einfügen – und verschwinden dann ...

Die Milchzähne kann man mit kleinen Steinen – wie „Saatbomben" – vergleichen, die in die Erde geworfen werden und Keime (die bleibenden Zähne) in sich tragen, die sich ihrerseits entfalten und eine andere Bewusstseinsebene (Übergang zur Adoleszenz) markieren. Hier offenbart sich die Vorstellung einer tiefgreifenden Transformation – von Tod und Wiedergeburt –, die es zu durchleben gilt, um zu anderen Bewusstseinsfeldern überzugehen.

Ganz ihrer Führungsrolle entsprechend, geleiten uns die Milchzähne auf symbolischer Ebene zu einem anderen Zustand, einer anderen Entwicklungsstufe, die deutlich stabiler ist und sozusagen nach einer inneren Transformation – analog einer Krönung (siehe die **Karte des Papstes**) – erreicht wird, sobald das bleibende Gebiss voll ausgebildet ist.

Das Gebiss zeugt durch seinen Aufbau – also dem vorübergehenden und dem bleibenden Gebiss – und seine Entfaltung von einem spirituellen Entwicklungsweg, den wir über Sterben und Wiedergeborenwerden durchlaufen müssen, den wir uns selbst auferlegen müssen, um uns zu verändern, um uns zu anderen Möglichkeiten weiterzuentwickeln.

**Wir haben 32 bleibende Zähne.**

In der Numerologie ergibt sich daraus: 3 + 2 = 5. Das bleibende Gebiss mit seinen 32 Zähnen – mit der Quersumme 5 – zeugt einmal mehr von einer heiligen Dimension, von Bewusstsein, das entwickelt werden muss, von Umkehr, die vollzogen werden muss, von Weisheit, die erreicht werden muss (siehe Weisheitszähne).

**Des Weiteren haben wir 4 Zahnquadranten.**

Diese können mit den 4 Lebenden (den Evangelisten) der christlichen Tradition verglichen werden – innerhalb derer das 5. Element durch Christus in Herrlichkeit, umgeben von einer Mandorla, symbolisiert wird. In unserem Fall würde auf der Ebene des Mundes das 5. Element durch das Wort symbolisiert.

Annick de Souzenelle schreibt in ihrem Buch *Le Symbolisme du corps humain* dazu Folgendes:

*„Die Zahnkrone, die Mauer der heiligen Stadt, umgibt und schützt die Zunge, das Schwert, das Wort."*

# 6. Code

# Die Zahl 8

Sie zeigt sich uns im Gebiss sehr deutlich. Tatsächlich haben wir 32 bleibende Zähne, die sich wie folgt aufteilen:

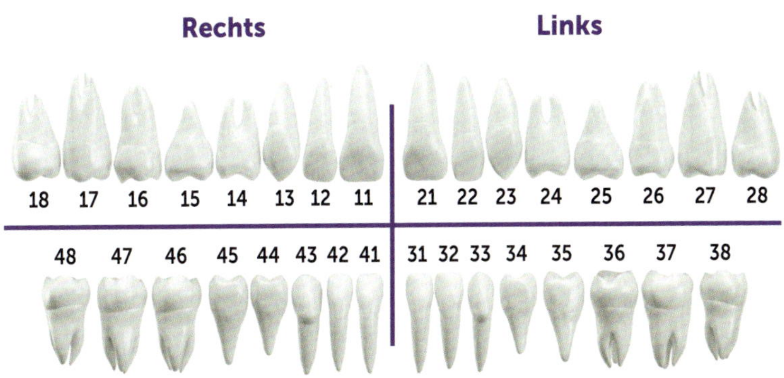


Das bedeutet:

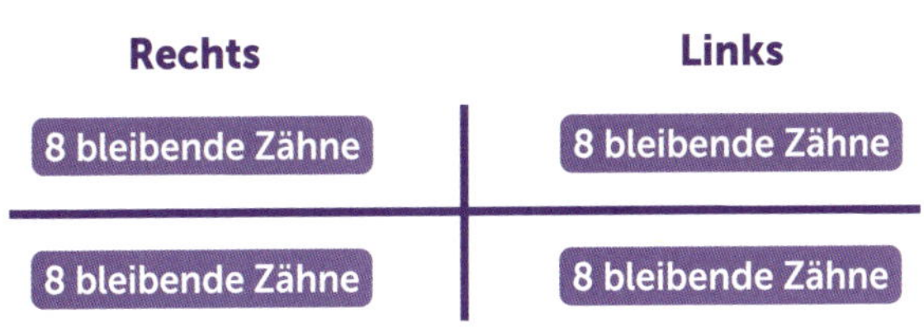


Die Zahl 8, die auf dieser Ebene viermal vorkommt, ist eine sehr symbolträchtige Zahl. Sie verkörpert die Unendlichkeit, die Ewigkeit. Ihre Quadratzahl – die 64 – ist ebenfalls sehr bedeutungsvoll; darauf kommen wir an späterer Stelle noch einmal zurück.

## 7. Code

# Die Zahl 13

Im Folgenden geht es um einen weiteren Code, der im Gebiss zu finden ist und mit den beiden zuletzt untersuchten Codes in Zusammenhang steht.

**5 + 8 = 13**

Jean-Claude Perez spricht in seinem Buch *Codex Biogenesis* von den 13 Codes der DNA:

*„Die Zahl 13 entspringt dem menschlichen Genom."*

Auch Dominique Aubier beschäftigte sich mit dieser Zahl 13. In ihrem Film *Les 13 Clés du Code des Codes* teilt sie mit uns ihre Gedanken zu diesem Thema. Sie erklärt, wie wir die Zahl 13 im hebräischen Alphabet wiederfinden können, das in ihren Augen das Spiegelbild eines universellen Codes ist, aus dem alles erschaffen wurde. Dominique Aubier ermittelt die Zahl 13 drei Mal auf drei verschiedenen Ebenen des Alphabets. Konkret führt sie hier die 13 kabbalistischen Schlüssel, die 13 Tugenden der „Tradition" (gemeint *Kabbala* – hebräisch für Empfang, Tradition), die 13 hermeneutischen Wege usw. auf.

*Ich habe dieses Kapitel übrigens am 13. Mai 2017 geschrieben! Phänomen der Synchronizität?*

Der Maya-Kalender besteht aus 9 Unterwelten (als Zyklen oder Wellen bezeichnet, die einem bestimmten Quantenzustand entsprechen, analog einem Niveau in einer neunstöckigen Pyramide) und 13 Zeitspannen (oder Himmel).

Auf zellulärer Ebene gibt es zwei Zentriolen – quasi Pole –, die die DNA im Zellkern jeder Zelle ausrichten. Diese Zentriolen bestehen aus Mikrotubuli, die sich wiederum aus 13 Filamenten zusammensetzen (siehe dazu die Arbeit von Carl Johan Calleman in seinem Buch *Cosmologie maya et théorie quantique*).

Vergessen wir hier auch nicht die Auffassung der Pythagoreer: „Alles ist Zahl".

Was in diesem Zusammenhang die Zähne betrifft, so haben wir 32 bleibende Zähne und 20 Milchzähne, die sich wie folgt auf die vier Zahnquadranten aufteilen:

| **Rechts** | **Links** |
|---|---|
| 5 Milchzähne<br>8 bleibende Zähne | 5 Milchzähne<br>8 bleibende Zähne |
| 8 bleibende Zähne<br>5 Milchzähne | 8 bleibende Zähne<br>5 Milchzähne |

Zusammengefasst ergibt sich also folgende Verteilung nach Zahnquadranten:

| **Rechts** | **Links** |
|---|---|
| 13 Zähne | 13 Zähne |
| 13 Zähne | 13 Zähne |

Die Zahl 13 offenbart sich auf dieser Ebene also viermal!

Bei den 22 Großen Arkana des *Tarot de Marseille* verkörpert die Karte 13, die sogenannte „Arkane ohne Namen", eine Person, die völlig unbekleidet – entblößt – voranschreitet und dabei ist, sich von Illusionen und allem Überflüssigen zu befreien, von ihrem **Ego**, ihren vergangenen Erinnerungen, die sie beschweren, ihren Vorstellungen, ihren Konditionierungen usw. Diese Person begibt sich auf den Weg zu sich selbst, angetrieben von ihrer *Kundalini*, die beginnt sich zu aktivieren; das Leben zeigt sich wieder in ihr. Auch hier, in der Symbolik dieser Karte, begegnen wir der Vorstellung von Tod und Wiedergeburt, einer Person, die sich auf den Weg macht zu ihrer **Bestimmung**.

**Auch in der Numerologie steht:**

**die 13 für 4 (3 + 1), für 40 (4 + 0) und 22 (2 + 2).**

Können wir also sagen, dass wir, um vom Stadium des Kaisers bzw. Herrschers – der 4. Karte des Tarots – zum Stadium des Narren – der 22. Karte des Tarots –, des befreiten Menschen zu gelangen, eine Umkehr vollziehen müssen, die durch die Arkane 13 – die Arkane ohne Namen bzw. „Der Tod" im Tarot – angezeigt wird, die somit einem initiatischen Prozess von Tod und Wiedergeburt, einem Aufstieg der Kundalini, einem Loslösen, einem Sich-in-Bewegung-Setzen gleichkommt?

Im hebräischen Alphabet ist der 13. Buchstabe *Mem* – mit dem Zahlenwert 40 –, der ebenfalls Tod und Wiedergeburt, Matrix usw. symbolisiert.

**Anmerkung:**
Die ersten sieben Codes in diesem Kapitel weisen die folgende Reihenfolge auf: **1, 2, 3, 4, 5, 8 und 13**

Wir sehen hier eine Verbindung zur Fibonacci-Folge – einer Zahlenfolge, auf die man sowohl im unendlich Kleinen als auch im unendlich Großen immer wieder stößt – und die wie folgt lautet: **1, 1, 2, 3, 4, 5, 8, 13, 21, 34, 55 …**

**DER KAISER ODER HERRSCHER**

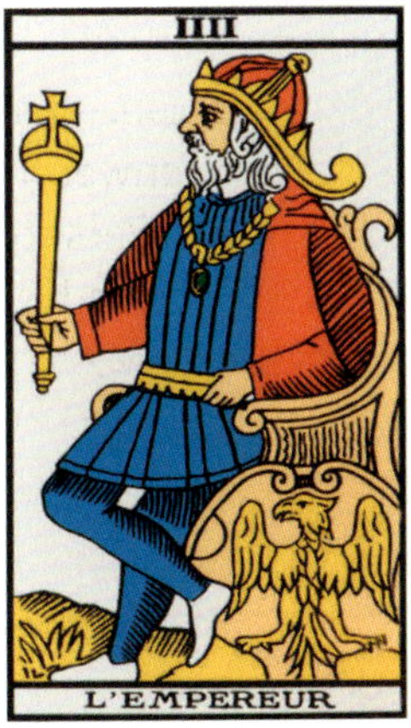


**DER TOD ODER ARKANE OHNE NAMEN**

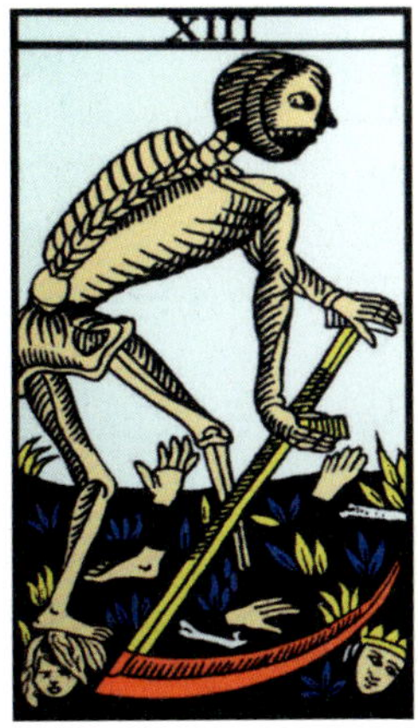


**DER NARR**

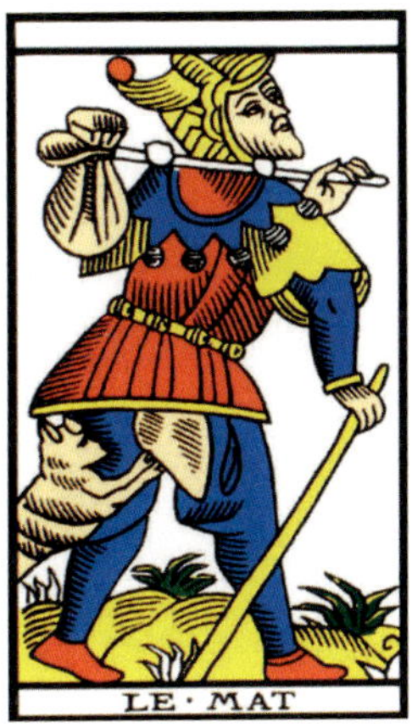


Jean-Claude Perez sagt in seinem Buch *Codex Biogenesis* Folgendes dazu:

*„Die Struktur der DNA gehorcht genau den Folgen der Fibonacci- und Lucas-Zahlen."*

Unsere ersten sieben Codes entsprechen genau dem Anfang dieser berühmten Zahlenfolge ... Reiner Zufall?

## 8. Code

# Die Zahl 26

Wie wir bereits gesehen haben, existieren in jedem der 4 Zahnquadranten:

| Rechts | Links |
| --- | --- |
| 13 Zähne | 13 Zähne |
| 13 Zähne | 13 Zähne |

Dies bedeutet:

26 Zähne im Oberkiefer

26 Zähne im Unterkiefer

Oder:

| Rechts | Links |
| --- | --- |
| 26 Zähne | 26 Zähne |

Die Zahl 26 taucht somit 4-mal auf. Sie ist tatsächlich einzigartig, heilig und mit einer starken Bedeutungskraft. So steht der Zahlenwert 26 in der hebräischen Tradition für den göttlichen Namen.

## DAS GÖTTLICHE TETRAGRAMM

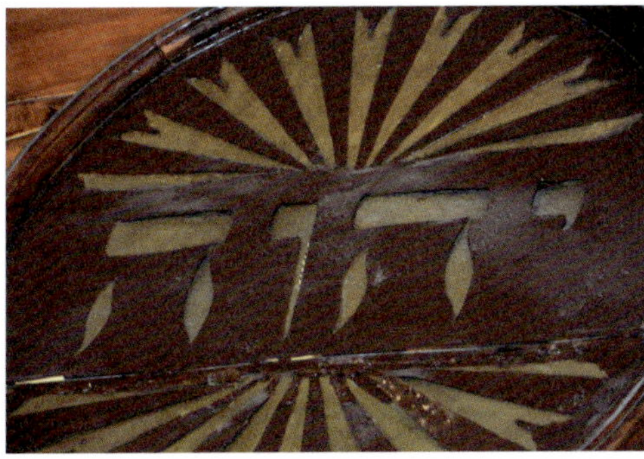

Das göttliche bzw. heilige Tetragramm, das von rechts nach links gelesen wird, hat folgenden Zahlenwert:

**10 + 5 + 6 + 5 = 26**

Wir sehen also, dass das menschliche Gebiss aus einer bestimmten Perspektive betrachtet eine heilige Dimension – wir würden sogar sagen, einen „heiligen Code" – in sich trägt. In diesem Zusammenhang möchte ich Dominique Aubier zitieren:

*„Das absolute Modell, das von der Zahl 26 regiert wird, muss sich in der lebendigen Struktur verwirklicht sehen – bestimmt durch das System des hebräischen Alphabets."*

Jean-Claude Perez wiederum stellt sich in seinem Buch *Codex Biogenesis* folgende Frage:

*„Warum klingen die Zahlen 26 und 13 und ordnen mit der Präzision eines Metronoms die große Harmonik des Verhältnisses zwischen den Milliarden Codons des gesamten menschlichen Genoms?"*

## Die Zahl 52

Wir haben gerade gesehen, dass die Zahl 26 im menschlichen Gebiss mehrfach vorkommt: entweder 26 × 2 oben/unten bzw. 26 × 2 rechts/links.

Daraus ergibt sich in jedem Fall:

**26 × 2 = 52 Zähne insgesamt**

**20 temporäre Zähne (Milchzähne) + 32 bleibende Zähne = 52 Zähne**

So wie es Folgendes gibt:

- 52 Wochen im Jahr
- 52 weiße Tasten auf dem Klavier
- 52 Wochen im Maya-Kalender
- 52 Karten bei einem klassischen Kartendeck

Auf diesen Aspekt werde ich in meinem nächsten Buch, das sich aktuell noch in der Vorbereitung befindet, näher eingehen.

## 9. Code

# Die Zahl 32

Wir haben 32 bleibende Zähne. Diese Zahl ist sehr bedeutsam, ist sie doch Träger einer universellen Rahmenstruktur, wie wir im weiteren Verlauf noch herausfinden werden. So gibt es in der hebräischen Tradition 32 Pfade der Weisheit – konkret im kabbalistischen Baum des Lebens, der wiederum aus 10 Sephiroth und den 22 sie verbindenden Pfaden besteht.

Dominique Aubier spricht in ihrem bereits genannten Film von „32 Grundprinzipien, die sich spiegelbildlich entfalten – 32 systemische und 32 organische"; all das finden wir in der Kabbala. Um dies zu untermauern, zitiert sie die Auffassung eines Kabbalisten aus dem 2. Jahrhundert v. Chr.:

*„… es gibt 13 hermeneutische Wege, die sich aus der Reduktion von 32 Grundprinzipien ergeben …"*

Jean-Claude Perez spricht in seinem bereits mehrfach erwähnten Buch von „32 Paarungen von Zwillings-Codons." Tatsächlich besteht das menschliche Genom aus 64 Codons, und der Autor interpretiert diese als eine Spiegelsymmetrie (mit der wir uns im weiteren Verlauf des Buches noch beschäftigen werden) aus 32 Master- und 32 Spiegelcodons.

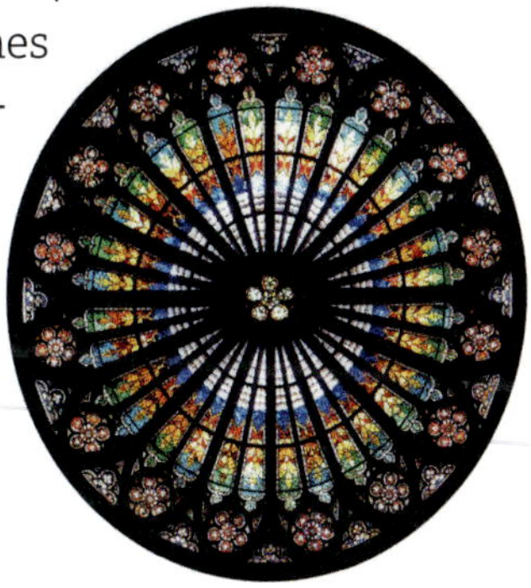

In der sakralen Kunst findet sich diese Zahl ebenfalls, beispielsweise im Straßburger Münster: Diese Rosette, die sogenannte Rose von Erwin von Steinbach, besteht aus 16 Blütenblättern, die sich jeweils aus zwei Elementen zusammensetzen. Auch hier stoßen wir auf die Zahl 32 (16 × 2). Zufall?

## 10. Code

# Die Zahl 64

Im Kapitel „Die Zähne und die Heilige Geometrie“ haben wir uns bereits mit der Symbolik dieser Zahl beschäftigt. Wie können also davon ausgehen, dass es im bleibenden Gebiss 64 Elemente gibt, die sich wie folgt verteilen:

**32 Zahnkronen + 32 Zahnwurzeln = 64 Elemente**

| Rechts | Links |
|---|---|
| 8 Zahnwurzeln | 8 Zahnwurzeln |
| 8 Zahnkronen | 8 Zahnkronen |
| 8 Zahnkronen | 8 Zahnkronen |
| 8 Zahnwurzeln | 8 Zahnwurzeln |

**Die Zahl 64 ist sehr bedeutungsvoll und birgt eine Menge an Informationen.**

- Es gibt in der menschlichen DNA 64 Codons.
- Die Blume des Lebens besteht ebenfalls aus 64 Elementen, 64 Tetraedern. Dieser Blume, die als Spiegelbild einer universellen Matrix alles Existierenden angesehen wird, begegnen wir überall.
- Wir wissen aus der Biologie, dass sich das Embryonalgewebe erst im 64-Zell-Stadium zu differenzieren beginnt.

- Ein Schachbrett hat 64 Felder (32 weiße Felder und 32 schwarze Felder – interessant, nicht wahr?).
- Auch beim Gänsespiel gibt es 64 Felder, wobei das Feld 64 – das Zielfeld – als Vision des Paradieses verstanden werden kann ... oder gar der (Gott-)Verwirklichung?
- Es gibt 64 Generationen zwischen Adam und Jesus (Lukas-Evangelium).
- In der 64 findet sich auch die Vierheit der Pythagoreischen Tetraktys, denn 64 geteilt durch 4 führt uns zu den 16 Zähnen pro Ober- bzw. Unterkiefer und pro Seite (rechts/links). Für die Pythagoreer ist die Tetraktys eine bildliche Vorstellung des Aufbaus der Welt.
- In der Darstellung des Horusauges – auch als Udjat-Auge bekannt – finden wir ebenfalls die 64. Die verschiedenen Bestandteile des Udjat dienten dazu, die Stammbrüche mit 64 als gemeinsamen Nenner abzubilden.

DAS HORUSAUGE

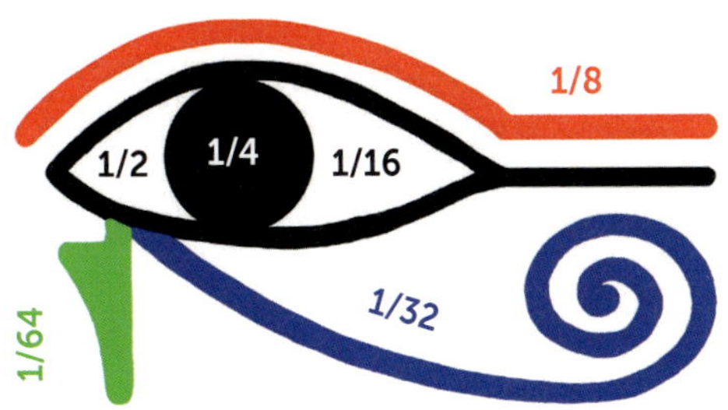


- Auch hier haben wir: 6 + 4 = 10, was die kosmische Einheit symbolisiert.
- Und wiederum 64 = 8 × 8. In diesem Sinne ist dies der Ausdruck einer verwirklichten und vollkommenen Ganzheit.

Wir können daher sagen, dass das Gebiss aufgrund der Anzahl der Zähne – 32 Kronen und 32 Wurzeln, insgesamt 64 Elemente – ebenso ein Ausdruck der Einheit ist. Wir erkennen also, dass das menschliche Gebiss somit einmal mehr Zeugnis einer zugrundeliegenden, von **Zahlen** gesteuerten Rahmenstruktur ist. Aus diesem Grund sind wir der Auffassung, dass dies ein Hinweis auf einen tieferen, **universellen Code** ist, der in allem vorhanden ist.

**Anmerkung: Auf dieser Ebene der Untersuchung zeigt sich eine Art dichotomieähnliche Architektur in der Aufteilung des menschlichen Gebisses.**

*„Dichotomie kommt aus dem Altgriechischen und bedeutet ‚Halbieren'. Es handelt sich um ein algorithmisches Verfahren, bei dem aufeinanderfolgende, verschachtelte Partitionen den Untersuchungsraum immer weiter einschränken, z. B.: 64, 32, 16, 8, 4 …"*

– *Jean-Claude Perez* –

**Im Gebiss haben wir genau diese Aufteilung:**

- 64 Zahnelemente (32 Kronen und 32 Wurzeln)
- 16 Zähne im Oberkiefer, 16 Zähne im Unterkiefer
- 8 bleibende Zähne in jedem Quadranten
- 4 Zahnquadranten und 4 Arten von Zähnen
- 2 Seiten rechts/links, 2 Ebenen unten/oben

Wir betonen hier diese **dichotome Aufteilung**, da sie in der Natur auf vielen Ebenen zu finden ist. Jean-Claude Perez zeigt, dass es mehrere Skalen von verschachtelten und ineinandergreifenden Codes gibt, die unabhängig voneinander die gesamte Information der Codonpopulation der DNA strukturieren. Er spricht von „Dichotomien vielschichtiger, ineinander verschachtelter Codes in der DNA."

## 11. Code

# Die Spiegelsymmetrie

Im Milchgebiss und im bleibenden Gebiss stoßen wir natürlich sofort auf die Begriffe Spiegelsymmetrie bzw. gespiegelte Rechts-Links-Gleichheit.

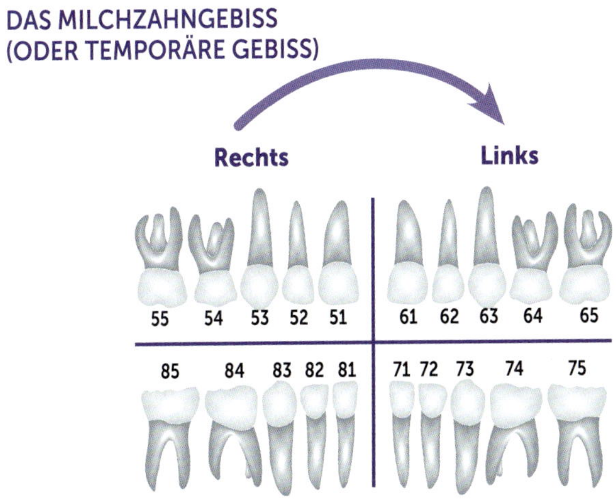


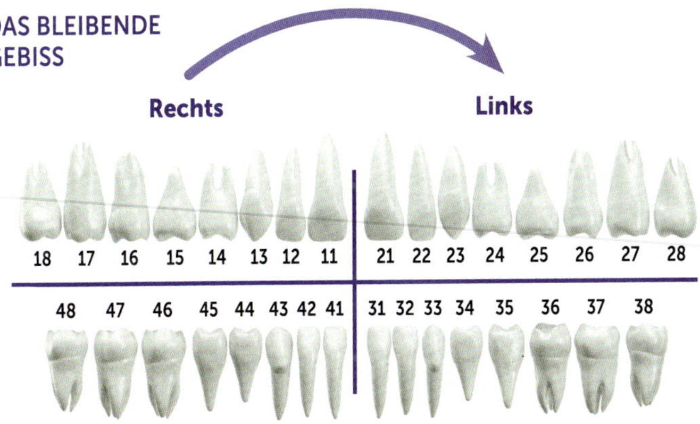

*Dieser Begriff der Spiegelsymmetrie ist sehr wichtig.*

In der Tat erscheint diese Spiegelsymmetrie grundlegend, findet sie sich doch auch im menschlichen Genom. In seinem Buch *Codex Biogenesis* schreibt Jean-Claude Perez, dass diese Symmetrie entlang des gesamten genetischen Codes existiert. Er spricht in diesem Zusammenhang auch von einem **archaischen** Code: „Ich bezeichne den Code, der diese **Spiegelsymmetrie** offenbart, als archaischen Code: Es handelt sich dabei um eine Art Faltung, in der die jeweiligen Populationen der 64 Codonarten eine Spiegelsymmetrie zwischen 32 Mastercodons und ihren 32 Spiegelcodons offenbaren."

Dominique Aubier wiederum beschreibt dank ihres Wissens über die Kabbala, dass es „32 Grundprinzipien gibt, die sich spiegelbildlich entfalten – 32 systemische/32 organische."

Im menschlichen Gebiss haben wir 32 rechtsseitige/systemische Zahnelemente, die von 32 linksseitigen/organischen Zahnelementen gespiegelt werden – und umgekehrt.

## 12. Code

# Die Spiegelasymmetrie

Wir stellen im Gebiss eine gewisse spiegelbildliche Asymmetrie fest.

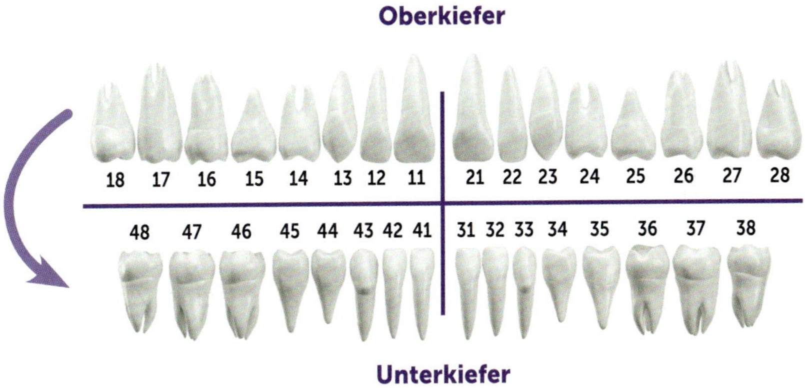


**Tatsächlich finden wir zwischen den Zähnen des Oberkiefers und denen des Unterkiefers eine spiegelbildliche Asymmetrie.**

### Schneidezähne

Wir sehen, dass sich die oberen Schneidezähne in Form und Größe deutlich von den unteren Schneidezähnen unterscheiden, gleichwohl gibt es sowohl oben als auch unten vier Schneidezähne mit je zwei mittleren und seitlichen Schneidezähnen oben und unten.

## Prämolaren

Auch hier stellen wir Unterschiede in Form und Größe fest, wobei sich in jedem Kiefer sowohl rechts als auch links je zwei Prämolaren befinden.

## Molaren

Hier stoßen wir auf dasselbe Phänomen: Wir stellen einerseits Unterschiede in Größe und Form zwischen den oberen und unteren Molaren fest, andererseits haben wir sowohl rechts als auch links – und dies im Ober- und im Unterkiefer – drei Molaren.

Jean-Claude Perez spricht von dieser Spiegelasymmetrie als einem grundlegenden Code, der sich auch in der DNA wiederfindet. Er wählt dafür den Begriff der „Spiegelasymmetrie der Zwillingscodons" (Kapitel 7 seines Buches, S. 113). Dominique Aubier zeigt uns in ihrem Film *Les 13 Clés du Code des Codes* ebenfalls, dass es eine spiegelbildliche Asymmetrie in der Struktur des hebräischen Alphabets gibt.

Für uns ist diese spiegelbildliche Asymmetrie auf der Ebene des Gebisses sehr bedeutsam. Sie zeugt auf geistiger Ebene von grundlegenden Begriffen.

In den vorangegangenen Kapiteln (insbesondere im Kapitel über Psychogenealogie) haben wir gesehen, dass die Zähne des Oberkiefers mit den Erbanlagen, den Familienlinien und der Konditionierung und die Zähne des Unterkiefers mit unserer Individualität in Verbindung stehen.

Die Tatsache, dass es ein Gesetz der Asymmetrie innerhalb des Gesetzes der Symmetrie gibt, würde bedeuten, dass wir auch innerhalb der existierenden Unveränderlichkeit einen Teil Freiheit haben; dass wir sehr wohl einen **freien Willen** für unsere grundlegenden Lebensentscheidungen in uns tragen, dass es einen Bereich gibt, einen Handlungsspielraum, der in jedem von uns tief in unseren Strukturen, in unseren Genen vorhanden ist.

Darüber hinaus haben wir auf der **symbolischen Ebene** bereits gesagt (siehe hierzu insbesondere das Kapitel über die symbolische Ebene), dass die Zähne des Oberkiefers mit dem Himmel und die Zähne des Unterkiefers mit der Erde in Verbindung stehen. Wenn wir – in einer Bereitschaft des **Empfangens** und **Loslassens** – die Lehren des Himmels annehmen, dann sind wir natürlich sofort bei dem berühmten Satz des Hermes Trismegistos auf der *Tabula Smaragdina*:

*Siehe, das Oberste kommt vom Untersten, und das Unterste vom Obersten; ein Werk der Wunder von einem Einzigen.*

Dann verwirklicht sich unsere eigene Individualität und wir erhalten Zugang zur Verwirklichung unseres Lebensweges, zur **Mitschöpfung**. Wie Schneekristalle sind wir alle gleich und dennoch verschieden. Es liegt an uns, diese Unterschiedlichkeit zum Wohle der Mehrheit zu leben und auszustrahlen.

Wir haben zuvor gesehen, dass diese spiegelbildliche Asymmetrie sich im Gebiss – vor allem in der **Form** der Zähne – manifestiert. Vielleicht haben wir auch hier einen **Schlüssel**, der uns beim **Decodieren** hilft. Nämlich, dass die wirkliche Freiheit jenseits von Form und Äußerlichkeiten liegt ... Und dass die wahren universellen Gesetze zwar verborgen, aber doch auch im Inneren der Materie, in diesem Fall des menschlichen Körpers, vorhanden sind und sich in einer Haltung des „Sich-in**form**ier**en**-lassens" offenbaren, in einer Art des Loslassens, der Unbeweglichkeit, des Vertrauens und des Glaubens.

Für Patrick Burensteinas, Alchemist, Vortragsredner und Schriftsteller, ist die Suche der Alchemisten „eine Suche nach dem Unbeweglichen", eine Suche nach dem Licht. Er sagt, dass:

*„... der Übergang zwischen dem Vergehen der Zeit und der Ewigkeit liegt ..."*

Nun ist es an Ihnen zu entscheiden!

## DER GEHÄNGTE

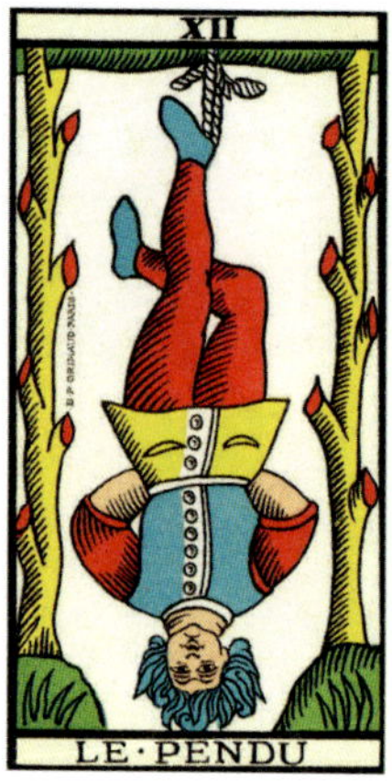


**Hinweis: Hier kommt ein zusätzlicher Wink mit dem Zaunpfahl.** **Wir befinden uns auf der Ebene des 12. Codes, und die Zahl 12 entspricht im Tarot de Marseille der Arkane „Der Gehängte". Dies ist die Karte, die uns von Loslassen, Vertrauen, Entstehen und Werden, einem privilegierten Raum, in dem alles möglich ist, in dem alles in der Schwebe ist, von angehaltener Zeit, von Unbeweglichkeit erzählt, in der sich gerade eine tiefgreifende räumliche Transformation vollzieht, in der Keime zum Vorschein kommen wie eine Geburt, die sich anbahnt ... Alles reiner Zufall? Hier also würde sich der individuelle Freiraum befinden, zwischen den Linien, zwischen den Welten? In der Unbeweglichkeit, im Loslassen ...**

Auch hier sehen Sie, dass das Gebiss aufgrund seines Aufbaus, seiner Zahlenstruktur und seiner Form ein **offenes Buch** ist, das zu uns spricht, das von unserem Innersten zeugt, das uns die zugrundeliegenden universellen Grundgesetze offenbart, die in uns wohnen und uns formen.

## 13. Code

# Die Zahl 20

Wir haben bereits mehrfach erwähnt, dass das Milchgebiss eines Kindes aus 20 Zähnen besteht, die sich – kurz noch einmal zur Erinnerung – wie folgt verteilen:

**MILCHZAHNGEBISS**

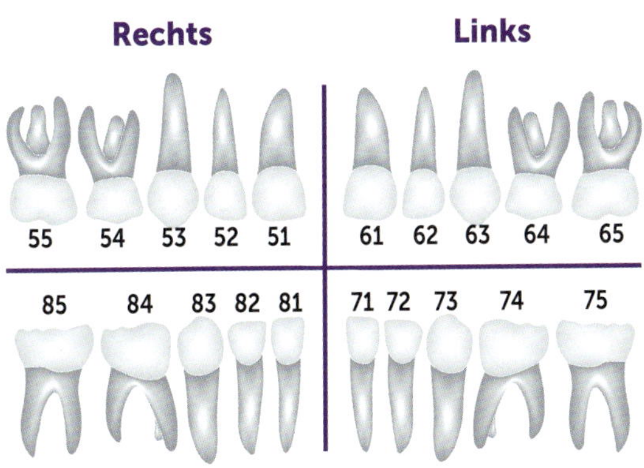


**DAS GERICHT**

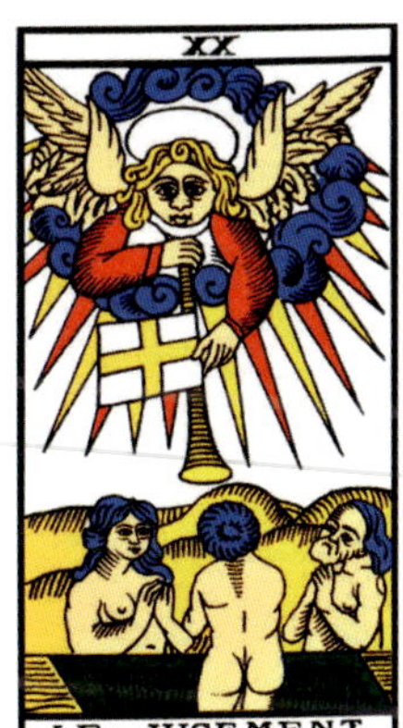


Im *Tarot de Marseille* entspricht die Zahl 20 der Karte des **Gerichts** (siehe dazu in den vorherigen Kapiteln die Erklärungen auf der symbolischen Ebene, insbesondere zum Milchgebiss).

Diese sogenannte „Große Arkane" spricht von **Wieder-Geburt** – im Sinne von jenseits unseres biologischen Vaters und unserer biologischen Mutter wiedergeboren werden – unser eigener Vater und unsere eigene Mutter sein; jenseits der Dualität, auf dem goldenen Mittelweg der Wiedereingliederung in die universelle Lebensbewegung sein.

Auch unsere Proteine bestehen aus 20 Aminosäuren. Einige Autoren vertreten die Auffassung, dass „die Aminosäuren mit großer Sicherheit die Grundlage für die Entstehung des Lebens auf der Erde sind."

## KLASSIFIZIERUNG DER 20 BASISAMINOSÄUREN

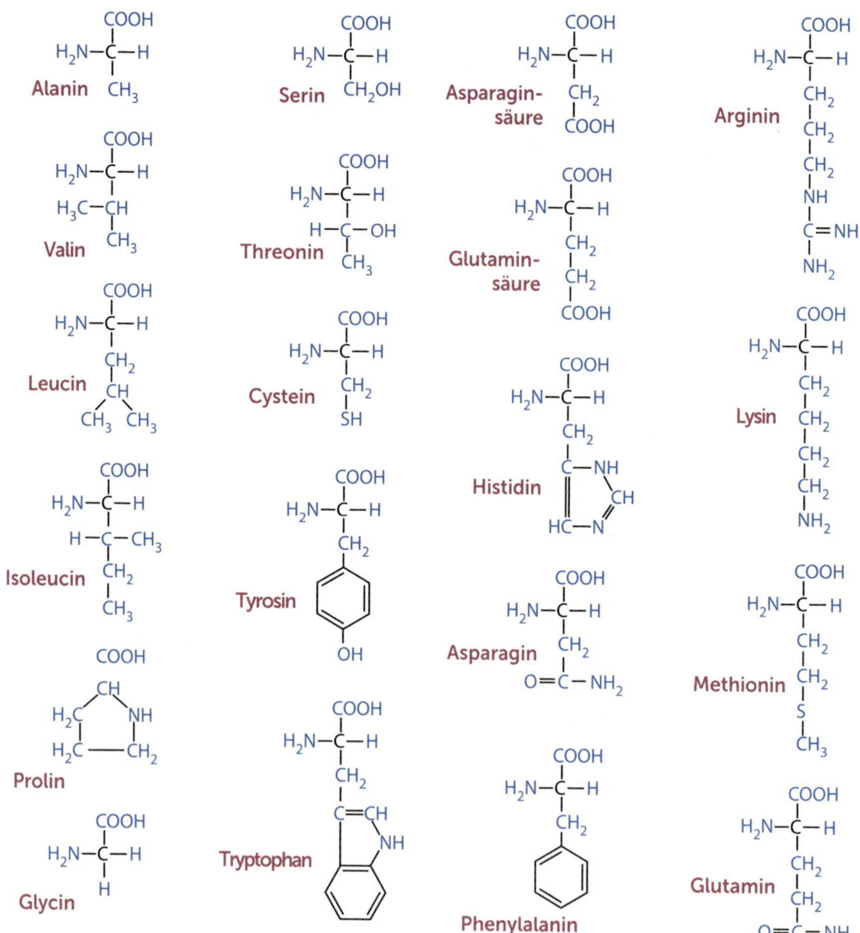


Diese 20 Basisaminosäuren sind ausreichend, um die Tausende von Proteinen herzustellen, die in einem lebenden Organismus vorhanden sind.

Dies zeigt uns erneut, dass diese Zahl mit dem Leben selbst verflochten ist, mit der Entstehung des Lebens in der Offenbarung. Wir wissen, dass der Maya-Kalender 20 Glyphen umfasst und dass es in den 13 Filamenten der Mikrotubuli in den Zentriolen der Zellen 20 Aminosäuren gibt.

In diesem Zusammenhang sollten wir uns Folgendes anschauen:

**20 × 13 = 260**

**In der Numerologie reduziert sich die Zahl 260 auf 26/8 (2 + 6 + 0 = 8).**

### Auch hier geht es um Gerechtigkeit, um Richtigkeit ...

Wir haben bereits mehrfach davon gesprochen, dass es 20 Milchzähne gibt, und in der hebräischen Tradition der Kabbala besteht der Baum des Lebens aus 10 Sephiroth und 22 Pfaden.

Im Kapitel über die Symbolik der Milchzähne haben wir eine Parallele zwischen diesen 20 Zähnen und den 22 Pfaden des Lebensbaums der Kabbala gezogen. Dabei sind wir davon ausgegangen, dass es 20 Milchzähne + 2 Elemente gibt, wobei es sich bei diesen um die beiden Kiefergelenke handelt (sozusagen 2 „Scharniere“ oder mit anderen Worten 2 Verbindungen zwischen oben und unten). Und dies ergibt einen Sinn: Denn anders ausgedrückt müsste man, um **wieder-geboren** zu werden – was die Karte mit dem Zahlenwert 20 im *Tarot de Marseille* ja symbolisiert –, den Weg über das Kiefergelenk (frz. Abkürzung: ATM – *articulation temporo-mandibulaire*) nehmen. Hier ist folgender Aspekt bemerkenswert: Bedient man sich der sogenannten „Sprache der Vögel“, auch als phonetische Sprach-Cabale, Grüne Sprache oder Sprache der Götter bezeichnet, ergibt sich Folgendes:

**ATM = AT + M**

Verwendet man nun die Buchstabennamen, liest es sich so:

**A – Te – Em**

Diese Phonetik erinnert im Französischen an:

**ATHÉ AIME?!**

*Auf Deutsch bedeutet dies: Gottesleugner (Atheist), liebe?! Ist die ganz einfache Botschaft dahinter, sich wieder zu verbinden, die Verbindung zu sich selbst, zu seinen eigenen Werten wiederzufinden, damit zu beginnen, sich wirklich zu lieben, zu leben?*

Diese beiden Kiefergelenke, eines auf der rechten und eines auf der linken Seite, stellen auf symbolischer Ebene eine **Verbindung** zwischen oben und unten dar – zwischen Himmel und Erde – die tiefe Verbindung mit uns selbst, also genau das, wofür auch das *Waw*, der hebräische Buchstabe der Kabbala, steht. So, als ob wir **diesen Zustand des Wiederverbindens** wiederfinden müssten ..., von dem insbesondere Philippe Guillemant, Wissenschaftler, Vortragsredner und Schriftsteller, in seinem Buch *La Physique de la conscience** spricht, um zu anderen Bewusstseinsfeldern zu gelangen oder sogar das Bewusstsein zu ändern.

Wir sehen, wie aussagekräftig unsere Anatomie ist und uns Kräfte und unsichtbare, aber sehr wohl vorhandene Gesetze offenbart, die uns Struktur geben und die unser **Sein** und **unsere Geburt** ermöglichen, die uns Leben verleihen.

**Kommen wir noch einmal kurz zurück auf: ATM = AT + M**

---

* Guillemant, *Philippe: La Physique de la conscience*, Les éditions Trédaniel, 2015 (nicht auf Deutsch erhältlich)

Um vom Bewusstseinszustand des „Atheisten“ (des Leugnens) zum Stadium des „Liebens“ zu gelangen (d. h. wieder in Verbindung zu sein – wir haben in diesem Zusammenhang ja bereits gesehen, dass das griechische Wort *religos*, auf dem das Wort „Religion“ basiert, „wiederverbunden sein“ bedeutet), bedarf es – um in der „Sprache der Vögel“ (oder der Sprache der Götter) zu bleiben – des Buchstabens M. Und dieses M entspricht dem hebräischen Buchstaben *Mem*, der mit dem Element **Wasser** und der göttlichen Mutter in Verbindung gebracht wird – und damit ebenfalls mit einer Vorstellung von Tod und Wiedergeburt. Dieser Buchstabe *Mem* hat den Zahlenwert 40 (2 × 20). Er ist der 13. Buchstabe dieses Alphabets, und in der Numerologie gilt: 40 = 4 = 1 + 3 = 13

**Hinweis: Unsere Ausführungen an dieser Stelle betreffen die Ebene des 13. Codes.**

Unsere 20 Milchzähne werden verschwinden, sterben, um den bleibenden Zähnen Platz zu machen. Die letzten Milchzähne fallen in der Regel im Alter von 12 bis 13 Jahren aus. Wir sehen hier ganz deutlich, wie sich diese Vorstellung von Tod und Wiedergeburt in der Materie ausdrückt, im menschlichen Körper, in unserem Zahnsystem.

Die Zahl 13 entspricht im Tarot der sogenannten „Arkane **ohne Namen**“, die auch für Tod und Wiedergeburt steht, einen Übergang oder eine Passage – oder auch **Pas-sage** (wörtlich übersetzt: „weiser Schritt“), wie Patrick Burensteinas dies so schön formuliert –, der zwingend erscheint, um **erneut geboren zu werden**, um **wiedergeboren zu werden**.

Um von einem ATHEISTISCHEN zu einem LIEBENDEN Stadium zu gelangen, müsste man sich selbst korrigieren, sich selbst tiefgehend „häuten“. Wir wissen, dass diese tiefe Umwandlung, diese Metamorphose nach dem zuvor beschriebenen Schritt erfolgt – siehe hierzu das vorherige Kapitel über den Code 12 –, und sie **Loslassen, innere Einkehr, Zeit, Geduld, Zuhören, Vertrauen, Demut und Glauben** erfordert – siehe hierzu auch die Tarotkarte „**Der Gehängte**“ mit dem Wert 12.

Wir gehen also von der Stufe des **Gehängten**, der Tarotkarte Nr. 12, über zur Stufe der **Welt**, der Tarotkarte Nr. 21. In der Numerologie und Kabbala (Gematria) bedeutet dies: 12 = 21 = 3

All das erfolgt nach der Wiedergeburt!

**KARTE „DER GEHÄNGTE" MIT ZAHLENWERT 12**

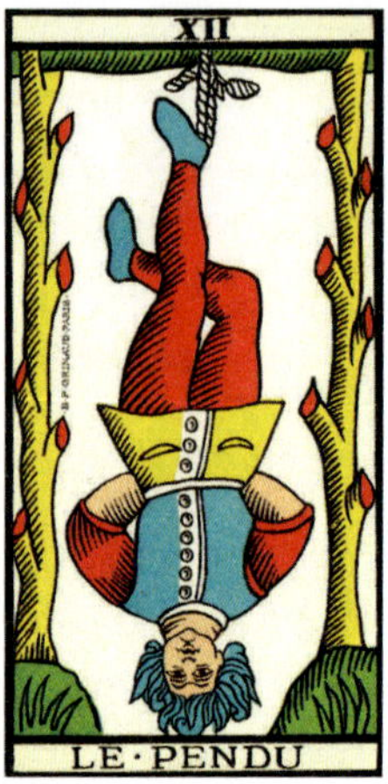


**KARTE „DIE WELT" MIT ZAHLENWERT 21**

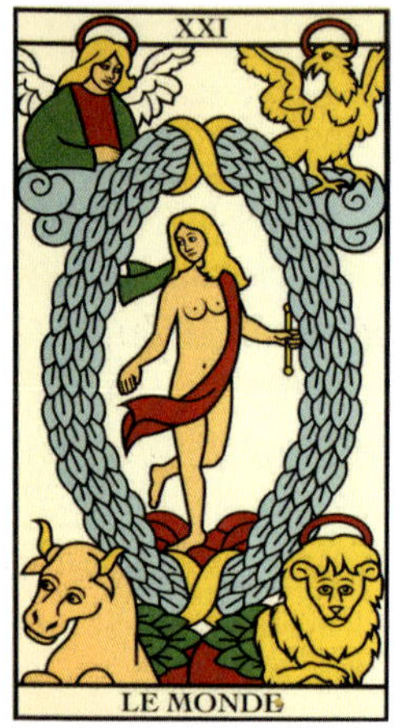


Die Zahl 20 ist daher von großer Bedeutung, sowohl auf symbolischer als auch auf initiatischer Ebene. Sie erzählt uns von einer tiefen **Korrektur**, von einer **Um-Kehrung**, von einem **erneuten Geborenwerden**.

Kommen wir noch einmal kurz auf die Abkürzung ATM zurück. Wir haben gerade gesehen, dass wir, um wiedergeboren zu werden – wovon uns die Zahl 20 und unsere 20 Milchzähne erzählen –, mit anderen Worten, um „vom Stadium des ATHEISTEN" zum „Stadium der WIEDERVERBUNDENHEIT" zu gelangen, sprich zu lieben, die Verbindung in uns selbst wiederzufinden, was der **Pas-sage**, dem Wechsel vom Milchgebiss zum bleibenden Erwachsenengebiss entspricht, zwingend auf der Ebene der Materie loslassen müssen.

Wendet man nun die Gematrie an, eine Interpretationstechnik der Kabbala, die darin besteht, Buchstaben zu vertauschen, erhalten wir:

ATM MAT → **Und MAT entspricht der Karte „Le MAT" – „Der NARR" im Tarot de Marseille.**

Diese Arkane hat den Zahlenwert 22 (bei einigen Autoren sogar 0), woraus sich wiederum ergibt:

22 = 20 + 2

Alles wieder nur Zufälle?

Die Tarotkarte **„Der Narr"** symbolisiert Freiheit, den befreiten „Menschen", einen „Übergang zwischen den Welten", einen „Raum", einen „Quantenraum", einen „Nullpunkt", letztendlich einen Ort, an dem alles Mögliche möglich ist, wo die Magie eingreifen kann und die universellen Gesetze wirklich wirken können.

Um von der Tarotkarte 12 zur Tarotkarte 21, der sogenannten Karte der „Welt", zu gelangen, muss also eine grundlegende Wandlung vollzogen werden, eine Art Geburt seiner Selbst, und dann:

TAROTKARTE „DER NARR" MIT DEM ZAHLENWERT 22

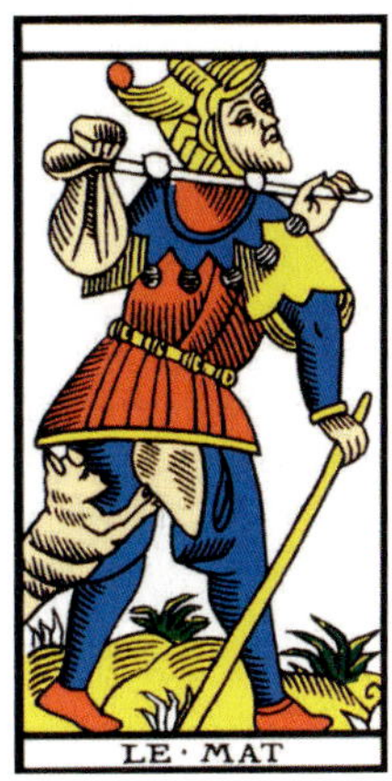


ATM → MAT

Dies kann jedoch nur geschehen, wenn man sich in einer Haltung des Empfangens, des Loslassens und des Vertrauens befindet – also genau in dem Zustand, der für die Symbolik der Tarotkarte **„Der Hängende"** beschrieben wird. Dann könnte das Eingreifen der Gnade geschehen, eine **Wieder-Geburt**.

Als wäre die Verbindung der Figur des Gehängten (in Entsprechung mit dem ATM [Kiefergelenk]) – eine Verbindung, die außerhalb dieser Figur liegt – integriert worden, hätte sich nach innen gewendet und der Zustand der **Wiederverbundenheit** konnte eintreten.

Die Energie des Himmels kann wieder in die Erde fließen. Genau in diesem Moment **verbinden wir uns wieder** mit unserem Selbst, mit dem großen **Selbst** (von dem Carl Gustav Jung spricht), und wir reintegrieren unsere tiefe Identität.

## *Und dann erwacht unser Lebensbaum zu neuem Leben!*

Und der **Atem** des Lebens durchströmt aufs Neue all unsere Zellen und belebt sie wie auch all unsere inneren Universen ... und wir kehren zurück zum **kosmischen Tanz des Universums**.

Wir erkennen also, dass alles einen Sinn hat, dass alles auf allen Ebenen bedeutungsvoll ist, und wir sehen insbesondere auf der Ebene des menschlichen Körpers, im **Zahnsystem**, dass sich das Unaussprechliche ausdrückt.

Ich würde sogar so weit gehen zu sagen, dass das **Unsichtbare sichtbar** wird, dass auf dieser Ebene verborgene universelle Codes durchscheinen, die alles ordnen und der Ursprung aller Dinge sind.

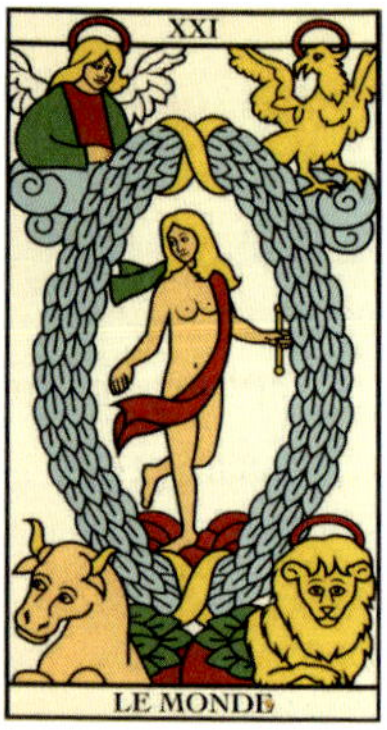


An dieser Stelle möchten wir hinzufügen, dass die Zahl 20 auch dem Zahlenwert des *Kaph* (auch *Kaf*) – dem 11. Buchstaben des hebräischen Alphabets – entspricht. Der Buchstabe *Kaph* bedeutet „Handfläche".

Auch hier erkennen wir, dass diese **Wieder-Geburt** nur stattfinden kann, wenn wir uns in eine Haltung des Zuhörens, des Empfangens versetzen, eine Haltung des **Aufnehmens** – um besser begreifen zu können –, um unser Bewusstsein zu verändern.

Annick de Souzenelle spricht in ihrem Werk *La Symbolique du corps humain* über diese aufeinanderfolgenden Tode und Wiedergeburten, die uns im Laufe unseres Lebens formen, um uns Zugang zu immer tieferen Bewusstseinsebenen zu verschaffen. Ihren Aussagen zufolge findet diese Arbeit im menschlichen Körper und da insbesondere auf der Ebene der Wirbelsäule bis hin zur Schädelmatrix statt. Dies lässt uns an die Erweckung der *Kundalini* denken, von der die hinduistischen Yogis sprechen und die entlang der Wirbelsäule aufsteigt.

Dasselbe Phänomen begegnet uns auch bei der sogenannten „**Arkane ohne Namen**", der 13. Karte des *Tarot de Marseille*.

DER TOD ODER ARKANE OHNE NAMEN

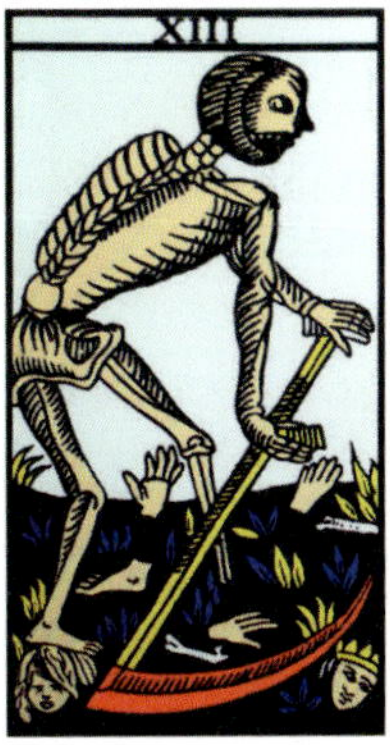


Betrachten wir in diesem Zusammenhang Folgendes:

**TAROT = ROTA (lat.: Rad) = TORAH (hebr.: Gebot)**

**Kommen wir noch einmal auf die Zahl 20 zurück:**

Die Tarotkarte Nr. 20 zeigt ein Wesen, das zwischen Vater und Mutter – zwischen seiner weiblichen und männlichen Polarität, zwischen rechts und links – einem Grab entsteigt, ein Wesen, das uns von einer neuen Geburt zu sich selbst erzählt, von einer Integration seiner beiden Pole, einem Verlassen der Dualität, einer Vertikalisierung, einer Reintegration der inneren Achse, der universellen zentralen Achse, die alles Lebende ausmacht und die Bewegung des Lebens trägt.

**In der Numerologie bedeutet die Zahl 20 = 2.**

Der 2. Buchstabe des hebräischen Alphabets ist das *Beth* mit der Bedeutung „Haus", das den Begriff „Aufnahme" impliziert. Auch hier sehen wir, wie notwendig es ist, innerlich bereit zu sein, um aufzunehmen, intensiv zuzuhören, damit diese Transformationsarbeit wirklich erfolgen kann, um wieder-geboren zu werden und in die Mitschöpfung eintreten zu können.

Für Dominique Aubier, Schriftstellerin und Expertin auf dem Gebiet des hebräischen Alphabets, ist „**das** absolute Modell der Schöpfung" Folgendes:

*„Das absolute Modell muss sich in der lebendigen Struktur verwirklicht sehen."*

Daher bin ich der Überzeugung, dass das menschliche Zahnsystem der perfekte Nachweis für dieses absolute Modell ist.

So haben wir 20 Milchzähne, die sich, wie wir bereits gesehen haben, folgendermaßen auf die Zahnquadranten aufteilen:

| **Rechts** | **Links** |
|---|---|
| 5 Milchzähne | 5 Milchzähne |
| 5 Milchzähne | 5 Milchzähne |

Anders gesagt:

$$20 = 5 \times 4$$

Dies führt uns vor Augen, dass man, um die Zahl **20** zu erreichen, die Zahl **5** integrieren muss. Zur Erinnerung: Im hebräischen Alphabet steht der Buchstabe *He* mit dem Zahlenwert 5 für „Fenster". Mit anderen Worten muss man das Fenster öffnen, damit das Licht hereinscheinen kann ...

Und dann dynamisiert die **5** die **4** (im hebräischen Alphabet symbolisiert der Buchstabe *Dalet* mit dem Zahlenwert 4 „Tür, Zugang, Eintreten, Bewegung ..."), und der Atem kann so die Materie durchströmen, die dadurch **spiritualisiert** und der damit **Leben eingehaucht** wird.

Ich möchte an dieser Stelle anmerken, dass es schwierig war, all diese Zeilen zu einem so umfassenden Thema in einer nachvollziehbaren Weise zu Papier zu bringen. Man kann diesen Prozess zu jedem Zeitpunkt mit einer wirklichen „Geburt" vergleichen. Denn es ist alles andere als einfach, Vorstellungen, die dem Unsichtbaren **innewohnen**, in unserer dreidimensionalen Welt zum Vorschein und das Formlose in Form zu bringen.

DER VITRUVIANISCHE MENSCH
von Leonardo da Vinci

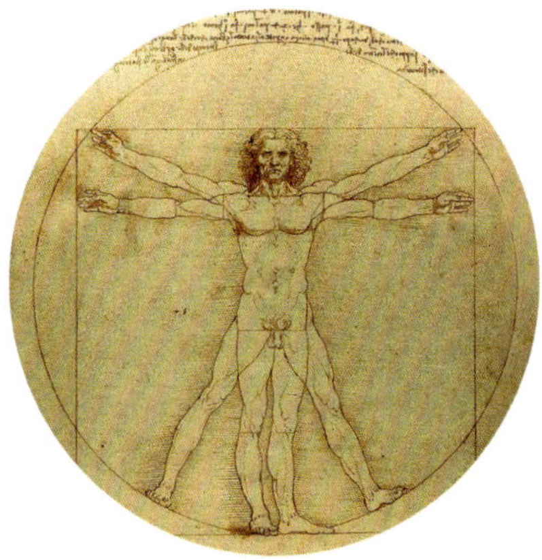

Aus diesem Grund bitte ich Sie, liebe Leserinnen und Leser, um Nachsicht für eventuelle stilistische Schwerfälligkeiten, für Erklärungen, die vielleicht sehr komplex erscheinen, für Wiederholungen und sonstige mögliche Mängel. Auch möchte ich noch ergänzen, dass alles, was ich dargelegt habe, trotz seiner Komplexität keineswegs meiner blühenden Fantasie entspringt. Aber dass der Versuch, sich der Tiefe der Welt zu nähern – und diese in unseren Dimensionen darzustellen – und dies wiederum mit den uns zur Verfügung stehenden Mitteln und Werkzeugen, nicht leicht ist. Doch heute kann ich sagen, dass ich mein Bestes gegeben habe.

Außerdem sollten wir das, was sich immer wieder als am wichtigsten erweist, niemals aus den Augen verlieren, nämlich das **Empfinden**, die **Intuition** und das **Zuhören**. Philippe Guillemant, Physiker, Vortragsredner, Schriftsteller sowie Mitarbeiter am französischen *Centre national de la recherche scientifique* (CNRS, etwa „Nationales Zentrum für wissenschaftliche Forschung"), sagt:

*„Die Intuition verbindet uns mit dem universellen Bewusstsein."*

## Schlussfolgerung

Zusammenfassend können wir an dieser Stelle sagen, dass das Gebiss ein Träger von Informationen ist, ein offensichtlicher Zeuge verborgener universeller Codes, deren Existenz viele Autoren in ihren Werken nachweisen.

Carl Johan Calleman, Toxikologe, promoviert auf dem Gebiet der physikalischen Biologie an der Universität Stockholm und Autor des (nur auf Französisch und Englisch erschienenen) Buches *Cosmologie maya et théorie quantique*, ist der Ansicht, dass es „einen **Supercode**" gibt, der die Struktur und Organisation des Maya-Kalenders – mit seinen **9** Stufen und **13** Himmeln – erklären würde ...

Jean-Claude Perez spricht von „... einem viel einfacheren und tieferen Code, der gut verborgen bleibt" (S. 140) und von „einem bewundernswerten Code" (S. 185) – den er sowohl als *Equation of Life*

oder *Master Code* oder auch als **„universellen biologischen Codex"** bezeichnet und der die gesamte universelle Information kontrollieren und vereinen würde –, der in der DNA vorhanden ist. Ich erlaube mir zu sagen, dass auch das Gebiss aufgrund seiner Struktur, der Anzahl und Form seiner Elemente aufschlussreich und das Spiegelbild eines zugrundeliegenden **Supercodes** ist, der sich hier **offenbart**.

Dominique Aubier hingegen vertritt in ihren Büchern und in ihrem Film die These, dass es einen Mastercode, ein absolutes Modell gibt, und für sie ist dies das hebräische Alphabet. Sie formuliert es wie folgt:

*„Dieses absolute Modell muss sich in der lebendigen Struktur verwirklicht sehen."*

Und Grichka Bogdanov sagt auf einer Konferenz (Toulouse 2018):

*„Es gibt einen numerischen Code, der den Urknall organisiert, einen kosmologischen Code."*

Er spricht in diesem Zusammenhang von „reinen Zahlen" (wie dem sogenannten „Goldenen Schnitt").

Wir können an dieser Stelle sagen, dass das **Zahnsystem den Code der Codes widerspiegelt, das absolute Modell mit seinen 13 Schlüsseln**, von dem wir zuvor gesprochen haben.

Lothar Schäfer, Chemiker und Biochemiker, Professor an der Universität von Arkansas, sagt in seinem Buch *Le Potentiel infini de l'univers quantique*[3]* (S. 157) über den österreichischen Physiker und Mitbegründer der Quantenmechanik, Erwin Schrödinger, Folgendes:

---

* Schäfer, Lothar: *Le Potentiel infini de l'univers quantique*, Guy Trédaniel éditeur, 2014 (nur auf Französisch und Englisch erschienen)

*„Seine Theorie impliziert, dass die sichtbare Welt aus einem unsichtbaren Wellenbereich geschaffen wird."*

Er spricht auch vom „Wellenkonzept als Prinzip der kosmischen Kreativität" und zitiert (S. 158) in diesem Zusammenhang Paul Eduardo Muller-Ortega, Doktor der Philosophie in Religionswissenschaften, wie folgt:

*„Die Welle des Ozeans des Bewusstseins, ohne die es überhaupt kein Bewusstsein gibt ... Dieses Bewusstsein ist das Wesen von allem."*

David Bohm schrieb:

*„In gewissem Sinne ist der Mensch ein Mikrokosmos des Universums; daher ist das, was der Mensch ist, ein hilfreicher Hinweis zum Begreifen des Universums."*

Deepak Chopra schreibt in seinem Buch *Du bist das Universum: Entdecke dein kosmisches Selbst* (Heyne, 2020):

*„Ihr existiert nicht innerhalb des Universums, sondern das Universum existiert in eurem Inneren."*

**Was, wenn sich das Universum durch unsere Zähne ausdrücken würde, als absolutes Prinzip der Kreativität?**
**DER GOTTES-CODE!**
**Entscheiden Sie!**

*Das Gewissen des Menschen ist das Denken Gottes.*

*Victor Hugo*

# Schlussfolgerung

Die Zähne sprechen auf zahlreichen Ebenen zu uns. Ich möchte darauf hinweisen, dass all diese verschiedenen Ebenen im Rahmen der Therapie berücksichtigt werden müssen, dass keine von ihnen wichtiger ist als eine andere und dass sie alle miteinander korrelieren, miteinander verbunden sind – ineinander verschachtelt, ähnlich dem Matrjoschka-Prinzip.

Ziel dieses Buches war es nicht nur, eine Übersicht, ein Verzeichnis von Entsprechungen zu erstellen, sondern vor allem war es der Versuch, Leserinnen und Leser für mögliche **Untersuchungsfelder auf verschiedenen Bewusstseinsebenen**, von denen uns unser Zahnsystem Kunde gibt, zu sensibilisieren und ihnen dafür Wege aufzuzeigen.

Wie wir im Verlauf des Buches gesehen haben, eröffnen uns die Zähne wahre Welten in unser tiefstes Inneres, unser Unbewusstes. Sie bieten uns somit einen wahrhaften, direkten Zugang zu den verschiedenen Bereichen, die uns ausmachen.

Albert Einstein sagte:

*„Das Feld ist die einzige Realität."*

Tatsächlich ist jeder Zahn eine **Tür**, ein Nullpunkt zu unserem Mikrokosmos, aber auch zu dem unendlichen, uns eigenen Potenzial, mit dem wir verbunden sind und mit dem wir jederzeit in Kontakt treten können.

Als **„Hüterinnen des Wortes, der Vollendung des Werkes"**, wie Annick de Souzenelle so schön sagt, offenbaren uns unsere

Zähne – ihr Zustand –, wie es um unsere Gesundheit bestellt ist, und sie liefern uns umfangreiche Informationen zu diesem, unserem höchsten Gut, zu unserer „Heiligkeit", wenn man so will.

Unsere Zähne sind wie Zeugen eines universellen Rahmens, der alles Existierende aufbaut, erschafft und hervorbringt, und der hier, in dieser Raumzeit, in Erscheinung tritt, sich erahnen lässt, um sich besser offenbaren, zu uns sprechen und uns besser den Weg zeigen zu können, mit anderen Worten die Wahrheit, die uns ausmacht, um uns die **Schönheit** der universellen Organisation aller Dinge zu enthüllen ...

*Unsere Zähne sind wie das Spiegelbild eines Supercodes, des Großen Ganzen!*
*Sie sind wie die Signatur des Seins, die Vollendung des Werkes.*

Wie wir im Laufe des Buches gesehen haben, sind Zähne ein wahrer „Identitätsnachweis" jedes einzelnen Individuums – wie unsere DNA – und somit mittels holografischer Resonanz ein Zeugnis der universellen Matrix, aus der alles besteht.

**Es ist unsere Aufgabe, sie zu entschlüsseln!**

Heute verstehe ich, was mich dazu bewegt hat, genau diesen Beruf zu ergreifen, und ich bin aus tiefstem Herzen dankbar dafür, dass ich auf diesen Weg gebracht wurde und so all dies erkennen durfte und nun weitergeben kann. Ich habe jahrelang mit mir selbst gerungen, weil mich diese Fachrichtung (die Zahnmedizin) nicht erfüllte. Heute jedoch weiß ich, dass sie sich als unglaublich vielfältig und spannend erweist.

Dieses Buches war für mich wie ein echtes „Auf-die-Welt-Kommen" – und jedes untersuchte Stadium des Bewusstseinsfeldes, jede angesprochene Ebene entspricht den inneren Stufen, die ich in genau jenem Moment des Niederschreibens durchlief.

Ich wollte all diese verschiedenen Ebenen ansprechen, um den **holistischen Aspekt** der medizinischen Fachrichtung für Sie wahrnehmbar zu machen und gleichzeitig Wege zu eröffnen, und ich wollte zeigen, dass wir es hier mit wirklicher **Zahnmedizin** zu tun haben.

Und ich gehe noch weiter, denn ich bin der Überzeugung, dass dieses ganzheitliche Untersuchungssystem auf den gesamten menschlichen Körper übertragbar ist. Dann erst können wir von „**globaler** (ganzheitlicher) **Therapie**" sprechen.

Wir konnten im Rahmen dieses Buches all diese unterschiedlichen Ebenen natürlich nur oberflächlich streifen, ich möchte Sie jedoch ermutigen, sich künftig noch tiefgehender mit dieser Materie zu beschäftigen.

Da alles in Bewegung ist und das Universum sich ständig ausdehnt, werde ich Ihnen in einem weiteren Buch, an dem ich derzeit noch arbeite, weitere Horizonte und Universen offenbaren.

Ich danke allen Leserinnen und Lesern sowie allen Liebhabern des Universums!

# Danksagungen

Ich danke all jenen, die mich in den vergangenen Jahren unterstützt haben, insbesondere jenen, die zur Ausarbeitung und zur Herausgabe dieses Buches beigetragen haben.

Ich danke speziell meinen Vater für sein Korrekturlesen und seine Geduld, meinem Sohn Matthieu für seine Präsenz und Weitsicht, Emmanuel Ransford für sein so schönes Vorwort, Maxence Layet, der an mich geglaubt hat, Umberto Molinaro für seine Hilfe als Grafiker, dem Verlag Éditions Trédaniel für die gelungene Arbeit, meinen Freunden für ihre Ratschläge und ihr Zuhören, meinen Patienten für ihr begeistertes Mitmachen.

Mein Dank schließt natürlich auch meine Mutter ein, die leider vor Kurzem von uns gegangen ist.

*Ich danke dem Leben selbst*
*für dieses große Abenteuer.*

# Literatur

## Körperliche Ebene


Andrianne, Philippe, *La Gemmothérapie*, Amyris, 1998.

Berthold, Charles-de-Beaulieu, *Les Obturations en amalgame et leurs conséquences sur l'organisme, Aquarius, 1984.*

Besson, Philippe-Gaston, *Dynamisch leben durch Säure-Basen-Gleichgewicht*, NaturaViva, 1997.

Boericke, William, *Handbuch der homöopathischen Materia medica*, Haug, 2014.

Boufflers, Bernard, *Homéopathie et dépollution des amalgames dentaires*, Marco Pietteur, 1997.

Cambayrac, Françoise, *Vérités sur les maladies émergentes*, JML éditions, 2015.

Carton, Paul, *Traité de médecine, d'alimentation et d'hygiène naturistes*, Maloine, 1932.

Chauvois, A., Fournier, M., Girardin, F., *Rééducation des fonctions dans la thérapeutique orthodontique*, Éd. SID, 1991.

Clauzade, M. A., Darraillans, B., *Concept ostéopathique de l'occlusion*, SEOO, 2000.

Coutris, Olivier, *Médecine dentaire et Anthroposophie*, Éditions Médico-Pharmaceutiques Raphaël, 2004.

Curtay, Jean-Paul, *Nutrithérapie: bases scientifiques et pratique médicale, Testez, 2017.*

Debard, Samuel, *Précis pratique d'homéopathie bucco-dentaire*, Roger Jollois, 1999.

Festy, Danièle, *6 Ätherische Öle für Einsteiger*, Bassermann, 2021.

Franchomme, Pierre, *L'Aromathérapie exactement*, Roger Jollois, 2001.


---

*Anm. d. Verlags:* Soweit Übersetzungen erhältlich sind, wurden die in der Literaturliste genannten Titel durch die entsprechenden deutschsprachigen Ausgaben ersetzt. Für Leserinnen und Leser, die nicht Französisch sprechen, lohnt sich ggf. auch die Recherche nach englischsprachigen Originalausgaben.

Kiener, E., Roths, A., *Acupuncture dentaire, auriculothérapie, réflexothérapie facio-buccale*, Guy Trédaniel éditeur, 1992.
Kousmine, Catherine, *Soyez bien dans votre assiette*, Tchou, 2011.
Landouzy, Jean-Marie, *Mal de dos, mal de dents*, Quintessence, 2005.
Léger, Jean, *Hygiène et santé des dents*, Dangles, 1985.
Masson, Robert, *La Révolution diététique par l'eutynotrophie*, Albin Michel, 1986.
Meuris, Jean, *Homöopathie in der zahnärztlichen Praxis*, Haug, 1993.
Montain, Bernard, *Art dentaire clé de la santé et naturothérapie*, Retz, 1989.
Montain, Bernard, *Amalgames dentaires: les dangers des plombages, Guy Trédaniel éditeur, 1998.*
Nahmani, Louis, *Kinésiologie: Fonctions et dysfonctions dentaires, occlusales crânio-mandibulaires et vertébrales*, Édition Comedent, 1990.
Nogier, P. F. M., *Praktische Einführung in die Aurikulotherapie*, Maisonneuve, 1978.
Petit, Marie-Blanoline *Manuel pratique du chirurgiendentiste homéopathe*, Marc Pietteur, 1988.
Picard, Henry, *Utilisation thérapeutique des oligo-éléments*, Maloine, 1996.
Quemoun, Albert-Claude, Pensa, Sophie, *Ma bible de l'homéopathie*, Leduc.s, 2019.
Seignalet, Jean, *L'Alimentation ou la troisième médecine*, Éd. du Rocher, 2012.
Skorupka, Corinne, Amet, Lorène, *Autisme: on peut en guérir*, Mosaïque santé, 2014.
Sprangers, Nadine, *De l'orthomoléculaire à la gemmothérapie*, Amyris, 2004.
Valnet, Jean, *Phytothérapie*, Maloine, 1972.
Vial, Bernard, *Homéopathie: 100 métaux et sels, pour un nouveau savoir.*
Vincent, Georges, *Homéopathie et pathologie bucco-dentaire*, Éd. Similia, 1996.

## Psychische Ebene

Arnold, Roland, *La Symbolique des maladies*, Dangles, 2000.
Bourbeau, Lise, *Heilung der fünf Wunden der Seele*, Windpferd, 2015.
Bourdin, Dominique, *L'Homme hologramme de l'univers*, Éd. Recto-Verseau, 2003.
Caffin, Michèle, *Was Zähne zeigen*, Aurum, 2011.
Martel, Jacques, *Mein Körper, Barometer der Seele*, VAK, 2016.
Odoul, Michel, *Sag mir, woran du leidest, und ich sage dir, warum*, Kamphausen, 2001.
Vereeck, Estelle, *Dent qui pousse, dent qui parle*, Quintessence, 2003.
Vial, Bernard, *Dictionnaire affectif des métaux*, Sauramps Médical, 2007.
Vial, Bernard, *Dictionnaire affectif des plantes*, Sauramps Médical, 2004.

## Psychogenealogische Ebene

Ancelin Schützenberger, Anne, *Oh, meine Ahnen!*, Carl Auer, 2021.

Boufflers, Bernard, *Mémoires de dent*, Marco Pietteur, 2003.

Flèche, Christian, *Décodage biologique des maladies*, Le Souffle d'or, 2019.

Jodorowsky, Alexandro, Costa, Marianne, *Métagénéalogie: La famille, un trésor et un piège*, Albin Michel, 2011.

Larroche, Michel, *Mes cellules se souviennent...*, Guy Trédaniel éditeur, 2000.

Larroche, Michel, *... Et si mes cellules savaient apprendre?, Guy Trédaniel éditeur, 2007.*

Rialland, Chantal, *Cette famille qui vit en nous*, Robert Laffont, 2017.

Sellam, Salomon, *Origines et prévention des maladies*, Quintessence, 2008.

## Symbolische Ebene

Arnold, Roland, *Le Temple de l'âme*, Dangles, 1998.

Aubier, Dominique, *La Face cachée du cerveau*, Seveyrat, 1989.

Bach, Edward, *Heile Dich selbst: Die 38 Bachblüten*, Goldmann, 1998.

Burensteinas, Patrick, *Un alchimiste raconte*, Massot éditions, 2017.

Caffin, Michèle, *Mon Dieu la dent et moi*, Guy Trédaniel éditeur, 2003.

Ceron, Toni, *La Roue des Arcanes*, Éditions ColDuFeu, 2005.

Elia, Marie, *Rencontres avec la Splendeur: le pouvoir guérisseur des lettres hébraïques*, Émeraude, 2017.

Gauthier, Yves, *Les Dents-Lumière*, Éditions Soleil, 1992.

Gauthier, Yves, *La Dent: lumière des profondeurs*, Manaroha Publications, 2004.

Ghyka, Matila C., *Le Nombre d'or*, Gallimard, 1976.

Grandgeorge, Didier, *L'Esprit du remède homéopathique*, Narayana, 2016.

Guiliani, Jean-Pierre, *L'Alphabet du corps humain*, Arkhana Vox, 1999.

Hababou, Jacques, *Art dentaire art sacré*, Équilibres, 1992.

Jodorowsky, Alexandro, *Der Weg des Tarot*, Windpferd, 2021.

Olivet, Antoine, Fabre d', *La Langue hébraïque restituée*, Hachette, 2013.

Ouaknin, Marc-Alain, *Mystères de la kabbale*, Éd. Assouline, 2000.

Payeur, Charles Rafaël: *Tous les fascicules sur la symbolique du corps humain*.

Rahamin, Ben Isaac, *La Kabbale déchiffrée*, Atlantic, 1991.

Souzenelle, Annick de, *Le Symbolisme du corps humain*, Albin Michel, 2016.

Souzenelle, Annick de, *La Lettre chemin de Vie: le symbolisme des lettres hébraïques*, Albin Michel, 1993.

Strehlow Wighard, *Die Psychotherapie der Hildegard von Bingen*, Droemer Knaur, 2010.

Lahy, Georges, *Le Sépher Yétsirah*, Éditions Lahy, 1998.

## Quantenebene


Beauregard, Mario, *Les Pouvoirs de la conscience*, InterÉditions, 2013.

Beauregard, Mario, *Un Saut quantique de la conscience*, Guy Trédaniel éditeur, 2018.

Bohm, David, *La Danse de l'esprit: ou le sens déployé*, Seveyrat, 1991.

Bohm, David, *Die implizite Ordnung, Crotona*, 2018.

Bosson, Lydia, *Die energetische Aromatherapie*, Amyris, 2006.

Bourdin, Dominique, *L'Homme hologramme de l'univers*, Éd. Recto-Verseau, 2003.

Braden, Gregg, *Im Einklang mit der göttlichen Matrix*, Koha, 2007.

Braden, Gregg, *Mensch: Gemacht*, Amra, 2018.

Capra, Fritjof, *Das Tao der Physik*, O.W. Barth, 2012.

Capra F., Kaku M., Lipton B., et al., *La Science d'avant-garde: l'homme, face à l'univers dans tous ses états*, Macro éditions, 2012.

Chopra, Deepak, *Die heilende Kraft in mir, Driedinger 2011.*

Chopra, Deepak, *Du bist das Universum*, Heyne, 2020.

Conic, Alain, *Médecine prédictive: un fantastique espoir*, Albin Michel, 1990.

Dispenza, Joe, *Werde übernatürlich*, Koha, 2017.

Dutheil, Régis, Dutheil, Brigitte, *L'Homme superlumineux*, Sand, 2012.

Dutheil, Régis, Dutheil, Brigitte, *La Médecine superlumineuse*, Sand, 2006.

Einstein, Albert, *Mein Weltbild*, Europa Verlag, 2021.

Guillemant, Philippe, *Le Pic de l'Esprit*, Guy Trédaniel éditeur, 2017.

Guillemant, Philippe, Morisson, Jocelin, *La Physique de la conscience*, Guy Trédaniel éditeur, 2015.

Haramein, Nassim, *Die Entschlüsselung des Universums*, Hesper, 2011.

Linssen, Robert, *L'Univers corps d'un seul vivant*, Altess, 1993.

Linssen, Robert, *La Spiritualité quantique*, Éditions de Mortagne, 1996.

Linssen, Robert, *L'Homme transfini*, Le Courrier du Livre, 1993.

Lipton, Bruce H., Bhaerman, Steve, *Spontane Evolution*, Koha, 2014.

Lipton, Bruce H., *Intelligente Zellen*, Koha, 2016.

Melchizédek, Drunvalo, *Die Blume des Lebens*, Koha, 2020.

Michael, Talbot, *Das holographische Universum*, Knaur, 1994.

Ortiz, Don Ernesto, *Les Mémoires akashiques*, Véga, 2016.

Pénoël, Daniel, *L'Aromathérapie quantique : pour se réaliser avec les huiles essentielles*, Guy Trédaniel éditeur, 2016.

Ransford, Emmanuel, *L'Univers quantique enfin expliqué*, Guy Trédaniel éditeur, 2016.

Ricard, Matthieu, Thuan, Trinh Xuan, *L'Infini dans la paume de la main*, Pocket, 2002.

Sheldrake, Rupert, *Das schöpferische Universum*, Nymphenburger, 2008.

Teodorani, Massimo, *David Bohm, La Physique de l'infini*, Macro Éditions, 2014.
Teodorani, Massimo, *Synchronicité*, Macro Éditions, 2014.
Van den Bogaert, Eduard, *HomSham: l'homéopathie sensitive*, Quintessence, 2013.

## Die 13 Schlüssel

Aubier, Dominique, *La Face cachée du cerveau*, Seveyrat, 1989.
Calleman, Carl Johan, *Cosmologie maya et théorie quantique: l'origine et l'évolution de la vie*, Alphée, 2011.
Perez, Jean-Claude, *Codex Biogenesis: les 13 codes de l'ADN*, Marco Pietteur, 2009.
Schäfer, Lothar, *Le Potentiel infini de l'univers quantique*, Guy Trédaniel éditeur, 2014.

## Allgemeine Literaturempfehlungen

Byrne, Rhonda, *The Secret – Das Geheimnis, Arkana, 2007.*
Frain, Irène, *Ghandi: la liberté en marche*, Timée-Éditions, 2007.
Hesse, Hermann, *Siddharta*, Suhrkamp, 1974.
Krishnamurti, Jiddu, Bohm, David, *Au coeur de l'humain*, Éditions de Mortagne, 1999.
Krishnamurti, Jiddu, *Vom Werden zum Sein*, O.W. Barth Verlag 1987.
Leloup, Jean-Yves, Skali, Faouzi, Teundroup, Lama Denys, *Guérir l'esprit*, Albin Michel, 2004.
Leloup, Jean-Yves, *Les Portes de la transfiguration*, Albin Michel, 2018.
Leloup, Jean-Yves, *Prendre soin de l'être: Philon et les thérapeutes d'Alexandrie*, Albin Michel, 2017.
Leloup, Jean-Yves, *L'Évangile de Jean*, Albin Michel, 1989.
Linssen, Robert, *Krishnamurti: Précurseur du 3e millénaire*, Courrier du livre, 1986.
Ouaknin, Marc-Alain, *Mystères de la kabbale*, Éd. Assouline, 2003.
Séjournant, Maud, *Le Cercle de vie*, Albin Michel, 2001.
Séjournant, Maud, *La Spirale initiatique*, J'ai lu, 2018.
Souzenelle, Annick de, *La Parole au coeur du corps*, Albin Michel, 2017.
Souzenelle, Annick de, *Le Livre des guérisons*, Albin Michel, 2017.
Weber, Renée, *Wissenschaftler und Weise*, Rowohlt, 1992.

Und viele weitere mehr!

# Bildquellen

S. 10, 15, 16, 24, 30, 88, 113, 116, 124, 194, 229, 232, 276, 280, 282, 290, 294 © Adobe Stock, ultramansk
S. 22, 23 © Adobe Stock, Birgit Münch
S. 53 © Adobe Stock, sakurra
S. 63, 97-101, 127, 189 (links), 217, 219 (4-6), 220 (rechts), 225 © Juliette Peyronnet
S. 69 © Adobe Stock, asetrova
S. 79 © Adobe Stock, drwlab19
S. 84 © Adobe Stock, bilderzwerg
S. 29, 87, 103, 115, 123, 131, 136, 137, 153, 193, 223, 231 235, 238, 243, 255 (unten), 257, 291 © Adobe Stock, crevis
S. 110 © Adobe Stock, Zarya Maxim
S. 118 © Adobe Stock, sewcream
S. 145, 189 (rechts), 266, 268 © Adobe Stock, virginievanos
S. 148, 181, 247, 260, 266 (links) © Adobe Stock, Studio_3321
S. 162, 163 © Adobe Stock, gormakuma
S. 169 © Adobe Stock, Bruno Biancardi
S. 172 (links) © Adobe Sock, Hadley
S. 172 (rechts) © Adobe Stock, Anne Mathiasz
S. 174, 220 (links) © iStock, Jobalou
S. 180, 186, 240, 255 (oben), 261, 290 (unten) © Adobe Stock, brovarky
S. 182 © Adobe Stock, Yauhen
S. 183, 261 © Adobe Stock, Richard Villalon
S. 184 © iStock, Peter Hermes Furian
S. 185 © Adobe Stock, Inga Av
S. 188 © Adobe Stock, Diego Cervo
S. 198, 219 (3), 271 © Adobe Stock, caifas
S. 199 © iStock, akuzatif
S. 213 © iStock, den-belitsky
S. 214 (links) © Adobe Stock, edou777
S. 214 (rechts) © Adobe Stock, Morgenstjerne
S. 214 (unten) © Adobe Stock, NelsonCharette Media

S. 216 (oben) © iStock, Agustinc
S. 216 (unten), 219 (3, Mensch), 292 © Adobe Stock, Peter Hermes Furian
S. 218 (1) © iStock, SilBrunoPics
S. 218 (2) © Adobe Stock, Fotokon
S. 219 (3, Papyrus) © Adobe Stock, Alx
S. 222 © iStock, Rasi Bhadramani
S. 224 © Adobe Stock, Sashkin
S. 226 © Umberto Molinari
S. 237 © iStock, arinahabich
S. 249 © iStock, tzahiV
S. 251 © Adobe Stock, Yuri Gubin
S. 253 © DerAndre / lost.fandom.com
S. 262 © Adobe Stock, Vasilius
S. 272 © Adobe Stock, elenabsl
S. 275 © Adobe Stock, valpictures
S. 293 (mittig) © Adobe Stock, idimair
S. 293 (unten) © Adobe Stock, ekaart

# Anhang 1

## ZAHNSCHEMA
### Zahnnummerierung ➜ Bleibendes Gebiss

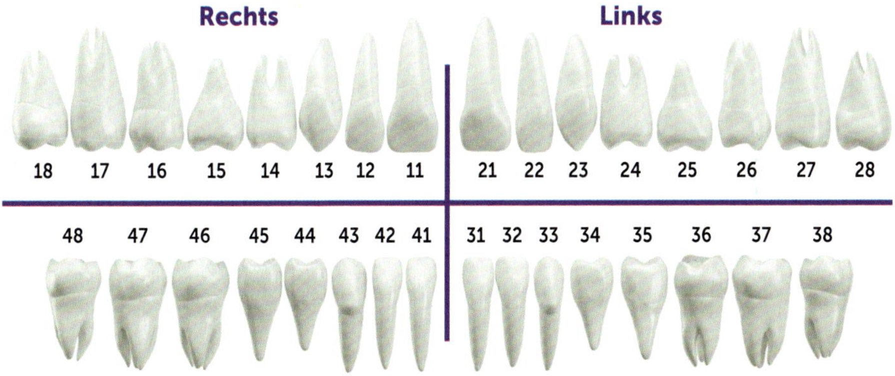


## ZAHNSCHEMA
### Zahnnummerierung ➜Temporäres Gebiss

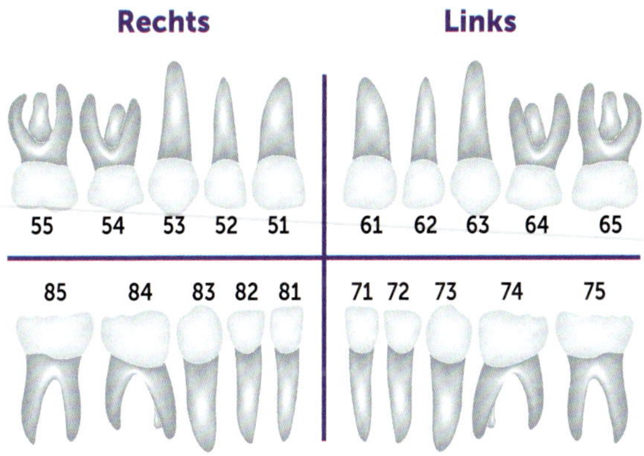

# Anhang 2

**KORN DES LEBENS**

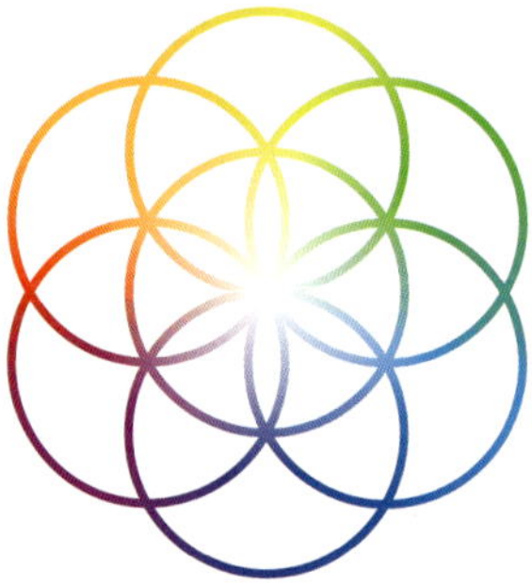

**BAUM DES LEBENS**

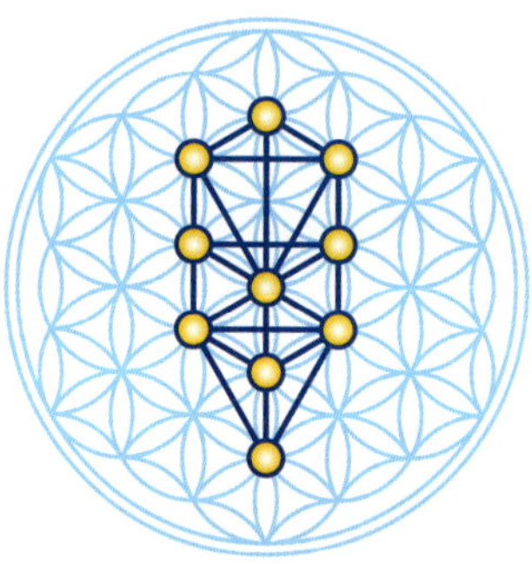

BLUME DES LEBENS

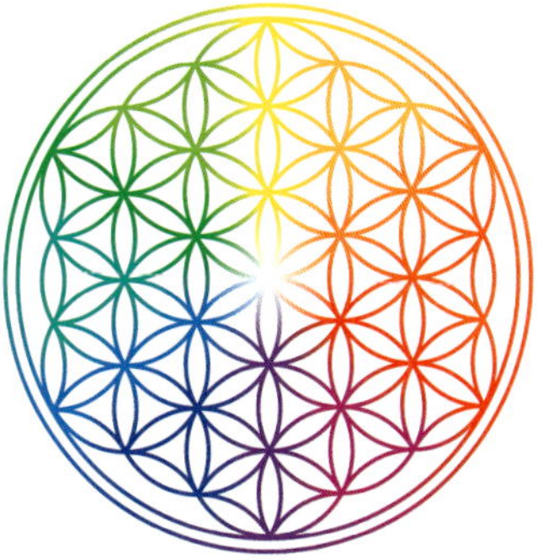

FRUCHT DES LEBENS

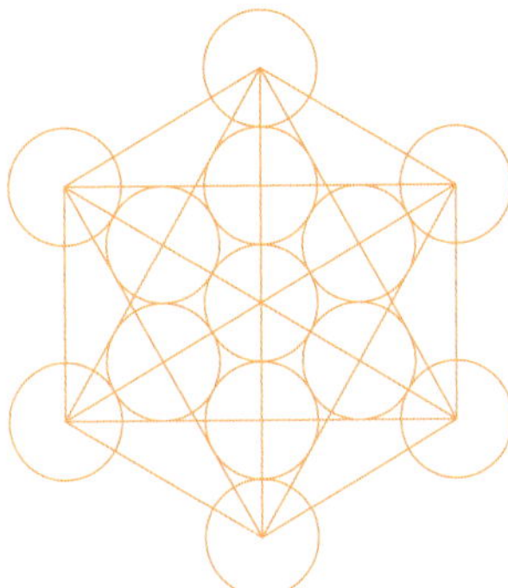

VESICA PISCIS

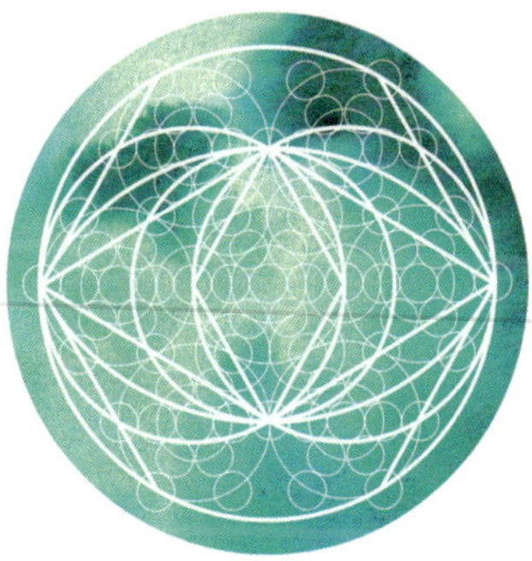

# Über die Autorin

Die Zahnärztin Juliette Peyronnet beschäftigt sich seit mehr als 30 Jahren mit ganzheitlicher Zahnheilkunde. Sie absolvierte außerdem zahlreiche Zusatzausbildungen in Naturheilkunde, Homöopathie und Osteopathie. In ihrer Praxis bietet sie eine umfassende Zahndiagnostik an, die auch Rückschlüsse auf andere seelische und körperliche Beschwerden zulässt.

Auf ihrer (französischsprachigen) Internetseite bietet sie außerdem Informationen zu Seminaren und Fortbildungen für Zahnärztinnen und Zahnärzte sowie andere Therapeuten an.

Weitere Information (in der Rubrik TGV, *Thérapie globale par la vie*) dazu finden Sie hier:

*www.therapieglobaleparlavie.fr*

*www.quantique-editions.com*